# "罐"拔病去
# 中医拔罐
## 一学就会

国医堂主任医师，北京中医药大学针灸推拿专业博士生导师　李志刚　主编

U0212950

月经不调基础拔罐疗法

| 拔脾俞穴 | 拔肾俞穴 | 拔血海穴 | 拔关元穴 |

重庆出版集团 重庆出版社

## 图书在版编目（CIP）数据

"罐"拔病去：中医拔罐一学就会/李志刚主编.
—重庆：重庆出版社，2016.6
ISBN 978-7-229-11041-3

Ⅰ.①罐… Ⅱ.①李… Ⅲ.①拔罐疗法－基本知识
Ⅳ.①R244.3

中国版本图书馆CIP数据核字(2016)第048617号

# "罐"拔病去：中医拔罐一学就会
"GUAN"BABINGQU:ZHONGYI BAGUAN YIXUEJIUHUI

李志刚　主编

责任编辑：肖化化
责任校对：何建云
装帧设计：深圳市金版文化发展股份有限公司
出版统筹：深圳市金版文化发展股份有限公司

重庆出版集团
重庆出版社　出版

重庆市南岸区南滨路162号1幢　邮政编码：400061　http://www.cqph.com
深圳市雅佳图印刷有限公司印刷
重庆出版集团图书发行有限公司发行
邮购电话：023-61520646
全国新华书店经销

开本：787mm×1092mm　1/16　印张：13.75　字数：220千
2016年6月第1版　2016年6月第1次印刷
ISBN 978-7-229-11041-3

定价：39.80元

如有印装质量问题，请向本集团图书发行有限公司调换：023-61520678

前言
Preface
"罐"拔病去：
中医拔罐一学就会

拔罐疗法是祖国医学的重要组成部分，是以中医的脏腑、经络、气血等理论为基础的医术，采用的是"内病外治"的方法，是基于民族文化和科学传统产生的宝贵遗产，是人类医学领域的瑰宝，其历史悠久，源远流长。它是借助热力排除罐中空气，利用负压使其吸着于皮肤，造成瘀血现象的一种治病方法。这种疗法可以逐寒祛湿、疏通经络、祛除淤滞、行气活血、消肿止痛、拔毒泻热，具有调整人体的阴阳平衡、解除疲劳、增强体质的功能，从而达到扶正祛邪、治愈疾病的目的。

拔罐疗法通过拔罐对机体皮肤、毛孔、经络、穴位的吸拔作用，可以引导营卫之气始行输布，鼓动经脉气血，濡养脏腑组织器官，温煦皮毛，同时使虚衰的脏腑功能得以振奋，畅通经络，调整机体的阴阳平衡，使气血得以调整，从而达到健身祛病疗疾的目的。因为拔罐疗法对人体是一种全身的综合性疗法，所以许多疾病，只要根据中医理论选用不同的拔罐手法，就会起到很好的治疗和辅助治疗作用，如失眠、疲劳综合征、亚健康状态、颈椎病、肩周炎、腰椎病等。

本书讲解了拔罐的中医理论基础（如经络、穴位的基本知识），全息理论，拔罐的适应证、禁忌证，各种拔罐用具的介绍，常见疾病的拔罐方案，拔罐的注意事项等。本书教给你的是简便、实用又有效的防病、保健、治疗方法，能帮助你学习固护人体阳气，驱除体内寒邪、瘀滞的拔罐法。全书通俗易懂，图文并茂，并附有二维码视频指导操作，简便易学，不让你多花一分钱。现在，你只需一步一步跟着本书的讲解，就可以进行自我诊断和保健。无论有无医学基础，都可以轻松入门，为自己、为家人多买一份健康。

# 目录
# Contents

"罐"拔病去：
中医拔罐一学就会

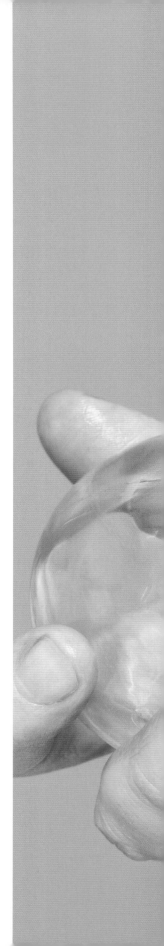

# PART / 1
## 一学就会的拔罐基础课

# PART / 2

## 调理身心消疲倦，"拔"除亚健康

# PART / 3

## 行气活血通经络，"拔"走常见病

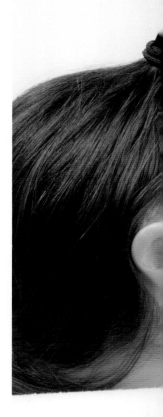

# PART / 4

## 温阳散寒调气血，两性隐疾一拔灵

# PART / 5

## 延年益寿保健康，"拔"走老年病

# PART / 6
## 健骨舒筋通络，"拔"走颈肩腰腿痛

# PART / 7
## 拔罐养生，"拔"除邪气保安康

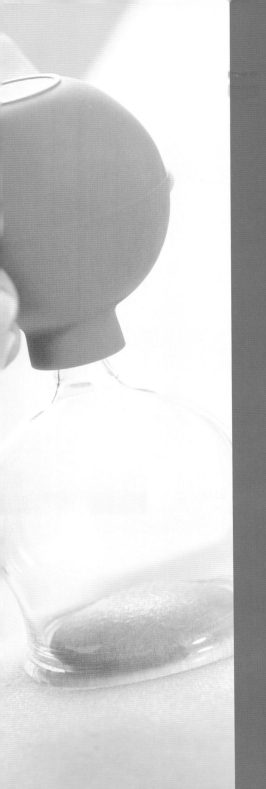

# PART 1

## 一学就会的
## 拔罐基础课

本章主要与大家一起了解拔罐疗法的基础内容，
如拔罐的发展、拔罐的作用、拔罐与经穴、拔罐
常用器具、拔罐常用罐法、拔罐适应证和禁忌证
以及拔罐误区等。

# 拔罐的发展简史

拔罐疗法在我国已有二千余年的历史，并形成一种独特的治病方法。其发展过程虽然十分缓慢，但一直沿用不废，直至今日，人们已经将其搬进家门，将其变为保健法宝之一。

拔罐疗法，古代典籍中亦称之为角法。这是因为我国远古时代医家，是应用动物的角作为吸拔工具的。在1973年湖南长沙马王堆汉墓出土的帛书《五十二病方》中，就已经有关于角法治病的记述："牡痔居窍旁，大者如枣，小者如核者，方以小角角之，如孰（熟）二斗米顷，而张角。"其中"以小角角之"，即指用小兽角吸拔。据医史文献方面的专家考证，我国医家至少在公元前6至公元前2世纪，已经采用拔罐这一治疗方法。

隋唐时期，拔罐的工具有了突破性的改进，开始用经过削制加工的竹罐来代替兽角。竹罐取材广泛，价廉易得，大大有助于这一疗法的普及和推广。同时竹罐质地轻巧、吸拔力强，也在一定程度上，提高了治疗的效果。

到了宋金元时代，竹罐已完全代替了兽角。拔罐疗法的名称，亦由"吸筒法"取代了"角法"。在操作上，进一步由单纯用水煮的煮拔筒法发展为药筒法。亦即先将竹罐在按一定处方配制的药物中煮过备用，需要时，再将此罐置于沸水中煮后，乘热拔在穴位上，以发挥吸拔和药物外治的双重作用。

明朝时拔罐法大兴，已经成为中医外科中重要的外治法之一。当时一些主要外科著作几乎都列有此法。主要用于吸拔脓血，治疗痈肿。用得较多的是将竹罐直接在多味中药煎熬后的汁液中，煮沸直接吸拔。所以，竹罐又被称为药筒。

至清代，拔罐法获得了更大的发展。首先是拔罐工具的又一次革新。竹罐吸力较差，且久置干燥后，易产生燥裂漏气。为补此不足，清代出现了陶土烧制成的陶罐，并正式提出了沿用至今的"火罐"一词。其次是拔罐方法有较大进步，投火法目前仍颇为常用。同时，采用吸拔穴位来提高治疗效果。同时，拔罐疗法的治疗范围也突破了历代以吸拔脓血疮毒为主的界限，开始应用于多种病症。

至现代，拔罐已经发展成为全民保健、治疗疾病的大众化养生途径。

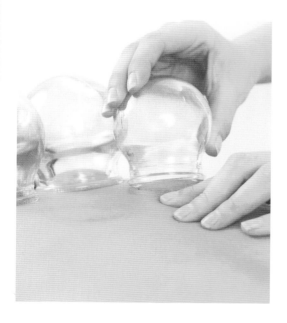

# 小罐法，大疗效

临床研究表明：拔罐通过负压的作用将人体内的邪气拔出体外，有很好的疏通经络、解表散邪、调解脏腑功能等作用。

## 调和阴阳

在常人体内，各种组织处于一种阴阳平衡的状态。当这种平衡被打破时，人就会生病。而拔罐能通过吸拔经络穴位来调整脏器的功能，促进新陈代谢，使人体内的阴阳得以重新达到平衡的状态。

## 行气活血

经络系统，它们将人体内外、五脏六腑、四肢百骸、皮肉筋骨等各个组织器官联接成一个有机整体，并借以运行周身气血，营养全身。拔罐，可以疏通经络、条达气机、通达气血，使得机体"通则不痛，荣则不痛"。

## 解表散邪

拔罐可以通过吸附作用，使局部皮肤毛孔张开，并通过出汗的方式带走体内产生的代谢废物，如肌肉中的乳酸等，使体表之邪从表而散，即中医所言"汗解""其在皮者，汗而发之"。

## 疏通经络

由于拔罐疗法具有祛风散寒、祛湿除邪、通脉行气的功能，因而可使关节通利，镇痛去痹。拔罐疗法正是在经络气血凝滞或空虚时，通过对经络穴位的吸拔作用，引导经络中的气血输布，使衰弱的脏腑器官得以亢奋，恢复功能，赶走疾病。

## 扶正固本

中医有言"正气存内，邪不可干；邪之所奏，其气必虚"。拔罐疗法能够通过上述疏通经络、行气活血的作用改善全身的血液循环，从而使营卫调和，正气固护得宜。

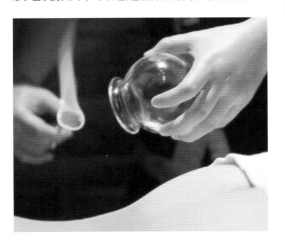

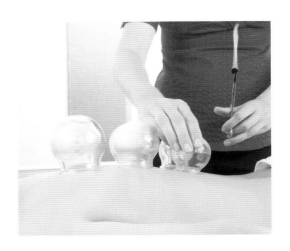

# 六大保健穴，常拔保健康

家庭拔罐保健，离不开人体最重要的六大保健要穴。内关是养心安神，养护心脏的特效穴；足三里，人体最大的强身健体大穴；合谷是预防头面疾病的常用穴；太冲是疏肝解郁、清泻肝火的常用穴；涌泉和三阴交均是滋阴补肾的大穴。

## ▶▶ 内关——调节诸病的关键

内关是治疗胃病的首选穴位，常用于治疗食欲不振、脘腹胀满、疼痛、恶心、呕吐等疾病。

内关可以双向调节心率。现代研究表明，内关对心率具有双向调节的作用，心率快的，刺激内关可变慢；心率慢的，刺激内关可变快。

内关还是缓解呃逆的"速效药"。呃逆就是我们平常所说的"打嗝"。在内关处拔罐，可使气随经络至膈肌，从而解除膈肌痉挛，宽胸顺气，以达到治疗呃逆的目的。无论什么原因引起的打嗝，都可以先用手指用力按压内关，然后再拔罐内关，会有立竿见影的效果。

## ▶▶ 足三里——身体的长寿穴位

俗话说得好，"常按足三里，胜吃老母鸡"。足三里具有很好的保健作用。由于足三里位于小腿外侧，此处皮肤平坦，面积大，所以也是常用来拔罐的穴位。经常在足三里处拔罐有非常好的防病保健作用。

《四总穴歌》中说："肚腹三里留。"意思就是所有的腹部疾病，都可以通过足三里来调整和治疗。拔罐足三里可以同时治疗便秘和泄泻，这正是因为足三里能够双向调节胃的蠕动、分泌。此外，它还可以治疗胃痛、呕吐、腹胀、肠鸣等其他消化系统疾病。这个穴位既是治疗胃肠疾病的重要穴位，又是治疗瘫痪和痹症的主要穴位。

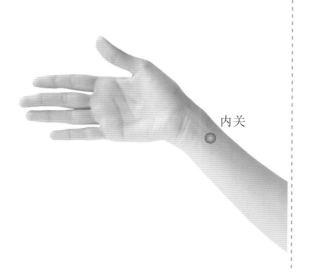

内关

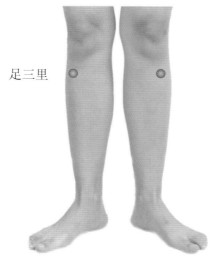

足三里

## ▶▶ 合谷——头面疾病百般强

《四总穴歌》中说："面口合谷收。"意思就是说面部以及口部的毛病都可以找合谷治疗。所以凡是头面上的病症，像头痛、牙痛、流鼻血、颈痛、咽喉病等头面五官疾病通通都可通过拔罐合谷来治疗。

在治疗面瘫的时候，合谷更是必取的穴位之一。

在合谷拔罐可以治疗多个部位的疼痛。胃经经过下牙龈，下牙疼时可以通过拔罐合谷来解决。不仅牙龈肿痛、头痛、咽喉肿痛能通过拔罐合谷来解决，还因为大肠经循行肩臂部，根据"经络所过，主治所及"，手、肩背痛也可拔罐合谷。此外，女性痛经也可以通过拔罐合谷来缓解。

合谷既能宣通气血、扶正祛邪，又可以增强人体免疫力。现代研究也表明刺激合谷对血细胞有双向调整作用，并可增强正常人白细胞吞噬能力。因此，经常拔罐合谷可以预防疾病，增强抗病能力。

## ▶▶ 太冲——降压平肝

太冲位于肝经上，是肝经上的命门，经常拔罐此穴可防治高血压、头痛、头晕、失眠多梦等。

平时出现有气无力的症状时，可通过拔罐太冲来补足血气，以改善症状；当感到头晕脑涨时，可通过拔罐此穴来降压爽气；当身体出现虚寒时，可通过拔罐此穴来缓解虚寒；当由于发怒或情绪原因导致失眠时，可通过拔罐此穴来泻火入眠；当出现月经不调时，可通过拔罐此穴来调理，尤其是肝气郁滞所致的痛经，通过拔罐太冲可给心脏供血，可疏泄因情绪压抑后产生的不适反应，有消除肝脏郁结的作用。

癌症的发生多与人的情绪和个性有关，人在生气时会阻碍气血正常运行，使血液循环减缓，很容易在体内郁结成块，易导致肿瘤形成，而太冲正好可以调节情绪，所以拔罐太冲能够预防肿瘤的发生。

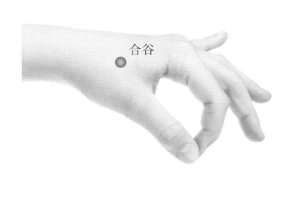

合谷

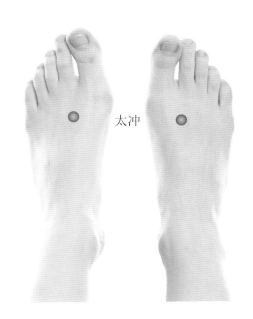

太冲

## ➤➤ 涌泉——灌溉人体的第一源泉

涌泉可以调节心气，具有开窍醒神、泻热苏厥之功。癫痫是一种发作性神志失常的疾病，具有突然性、短暂性、反复发作的特点。发作时突然扑倒，四肢抽搐，或有鸣声，醒后神清如常人。癫痫发作时脱去鞋袜，对准左脚涌泉重力刺激三次，病人往往会大叫一声之后醒过来。日常拔罐涌泉可防治癫痫发作。

由于多种原因引起的昏厥，例如产后失血过多、操劳过度、骤起骤立，或情志异常变动、剧烈疼痛引起的昏厥，都可以通过刺激双足的涌泉来让患者苏醒。

涌泉相当于足底疗法的肾上腺反射区，刺激涌泉也就刺激了肾上腺激素的分泌。肾上腺激素与我们的心脑血管及血压关系密切，所以刺激这个穴位能引气血下行，用来治疗高血压、鼻出血、头目胀痛、哮喘等气血上逆的症状，拔罐此穴治疗效果更为显著。

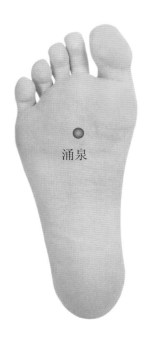

涌泉

## ➤➤ 三阴交——健脾益气、补肝滋肾

三阴交可以调节足三阴经的气血运行，同时补益肝脾肾三脏。所以本穴具有健脾益气、补肝滋肾、止血止痛等功效。

"妇女以血为本"，血在女性的一生中占有十分重要的地位，另外，女性容易"情绪化"，肝脏是主管情志的，因此肝脾肾三经与女性的关系最为密切，女性的很多疾病大都是因为这三经出现了问题。常见的有月经不调、痛经、闭经、产后血晕、更年期综合征等，通过拔罐三阴交会有很好的治疗效果。但是，对于怀孕的女性，拔罐三阴交有引发流产的危险。

中医认为"阴平阳秘，精神乃治"。也就是说人体的最佳状态就是保持体内阴阳的平衡，而三阴交就具有很好的双向调节作用。中老年人阴液不足，容易习惯性便秘，这时候拔罐三阴交可以治疗久秘不通。另一方面，三阴交能健脾利湿兼调理肝脾，治疗各种泄泻；能使脑髓得充，精、气、神得充，从而治疗嗜睡症。

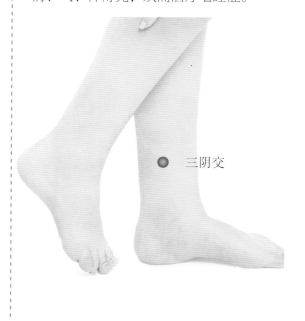

三阴交

# 两大经络，常拔不生病

足太阳膀胱经和督脉是人体两大拔罐保健经络。足太阳膀胱经是人体最大的排毒利水通道，可以把一切寒、热、湿、瘀等邪毒排出体外。督脉是人体阳气最旺的经络，总管全身阳经，在督脉上拔罐可以调理气血，调和阴阳。

## ➤➤ 足太阳膀胱经

足太阳膀胱经在体表的循行线，起于内眼角的睛明穴，上行过额至巅顶，行项后、大腿后外侧、小腿后侧至小趾外侧的至阴穴，共67穴，是人体最长、穴位最多的一条经脉。

足太阳膀胱经是人体最大的排毒通道，贯通全身上下，背部足太阳膀胱经第一侧线上（后正中线旁开2横指）分布着十二背俞穴，背俞穴是五脏六腑之气输注于腰背部的穴位，这些穴和脏腑本身的分布位置相应，是脏腑器官的反应点，脏腑机能发生的病理性变化，都可在背部俞穴上反应出来。如敏感、牙痛、结节、凹陷等，常被用来诊察相应的脏腑疾病。走罐膀胱经时，如果在某个背俞穴出现了异常

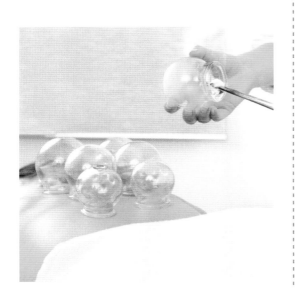

的罐象，同样可以据此来诊断是哪个脏腑的疾病，并且可以通过罐象的颜色来判断疾病的轻重以及预后、转归。

## ➤➤ 督脉

督脉总一身之阳经，六条阳经都与督脉交会于大椎，督脉有调节阳经气血的作用，故称为"阳脉之海"。督脉起于少腹，下出于会阴，向后行于脊柱内部，上达项后风府穴，进入脑内，上行巅顶，沿前额下行至鼻柱。

打通任督二脉可调理全身气血，促进血液循环，保证身体阴阳平衡。研究发现，人体背部有大量的免疫细胞平时处于休眠状态，经常拔罐后背，可以激活这些免疫细胞，从而提高人体免疫力。

大椎穴是督脉上非常重要的解表退热穴位。

大椎为"诸阳之会"，表属阳。所以大椎穴具有解表邪的作用，为退热要穴。对于各种急性传染病所致的发热都有很好的退热作用，在大椎上拔罐对外感引起的热度高、病程短的患者尤其有效。

命门穴是督脉上另一个非常重要的穴位，它位于第二腰椎棘突下，与两侧肾俞穴相平。命门位于两肾之间，乃生命之门户，肾气为一身之本，据此命门穴有培元补肾之作用，为强壮保健穴之一。所以，拔罐此穴具有强健身体的作用。

# 图解五种找穴技巧

人体出现疾病时我们可以通过点按人体的一些腧穴来达到缓解和治疗的作用，所以取穴尤为关键，自然而然地穴位的定位也就成了重中之重。下面我们介绍一些常用的取穴方法。

## ▶▶ 手指同身寸定位法

手指同身寸定位法是指以患者本人的手指所规定的尺寸来定取穴位的方法，又称"手指比量法"和"指寸法"。常用的有中指同身寸、拇指同身寸和横指同身寸三种。"同身寸"与日常生活中所用的长度单位"寸"不是同一概念，且由于人有高矮胖瘦之分，不同的人骨节长短不同，不同的人用手指测量到的一寸也不等长。

**（1）拇指同身寸**：拇指指间关节的横向宽度为1寸。

**（2）中指同身寸**：中指中节屈曲，内侧两端纹头之间作为1寸。

**（3）横指同身寸**：又称"一夫法"，指的是食指、中指、无名指、小指并拢，以中指近端指间关节横纹为准，四指横向宽度为3寸。

另外，食指和中指二指指腹横宽为1.5寸。食指、中指和无名指三指指腹横宽为2寸。

## ▶▶ 体表标志定位法

体表标志定位法是以人体的各种体表标志为依据来确定腧穴位置的方法，又称自然标志定位法。体表标志，主要指分布于全身体表的骨性标志和肌性标志，可分为固定标志和活动标志。

**固定标志**：指不受人体活动影响而改变位置的标志，如五官、毛发、爪甲、乳头、脐窝和骨节突起、凹陷及肌肉隆起等来定取穴位的方法。如鼻尖取素髎，两眉

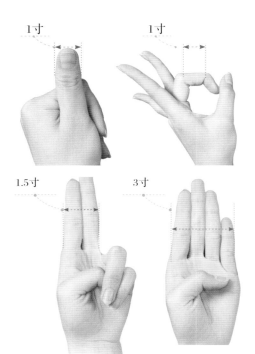

1寸　　1寸

1.5寸　　3寸

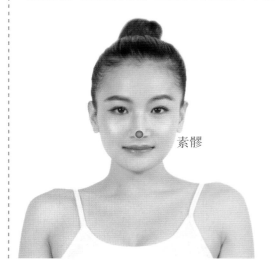

素髎

中间取印堂，肚脐旁两寸取天枢，俯首显示最高的第七颈椎棘突下取大椎等。

**活动标志**：指需要做出相应的活动姿势，在关节、肌肉、皮肤等处才能显现的孔隙、凹陷、皱纹来定取穴位的方法。如张口取耳门、听宫、听会；闭口取下关；屈肘于横纹头处取曲池；外展上臂时肩峰前下方的凹陷中取肩髃等。

## 简易取穴法

简易取穴法主要用于某些特定穴位的取穴，其特点为简便易行，通常仅作为取穴法的参考，应用时多以体表标志法和骨度分寸法为准。如两耳尖连线的中点取百会；两手伸开，于虎口交叉，当食指端处取列缺；人体直立双手下垂取风市等。简易取穴法通常仅作为取穴法的参考，临床应用时尽量以体表标志和骨度法为准。

## 骨度分寸法

骨度分寸定位法始见于《灵枢·骨度》篇，是指以骨节为主要标志测量周身各部的大小、长短，并将按照其比例折算作为量取腧穴的标准，古称"骨度法"。无论男女老少、高矮胖瘦，一概可以使用此标准折量作为量取腧穴的依据。如前后发际间为12寸；两乳间为8寸；胸骨体下缘至脐中为8寸；脐孔至耻骨联合上缘为5寸；肩胛骨内缘至背正中线为3寸；腋前（后）横纹至肘横纹为9寸；肘横纹至腕横纹为12寸；股骨大粗隆（大转子）至膝中为19寸；膝中至外踝尖为16寸；胫骨内侧髁下缘至内踝尖为13寸。

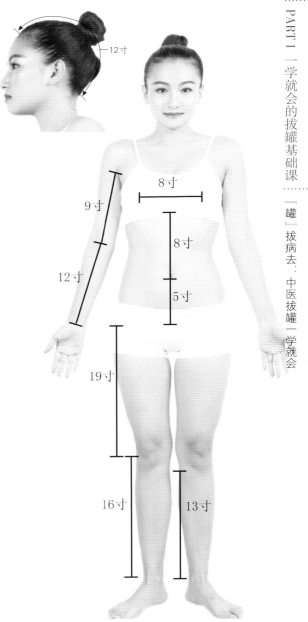

## 感知找穴法

自己感觉到疼痛的部位，或者按压时有酸、麻、胀、痛等感觉或其他反应的部位，可以作为阿是穴进行治疗。阿是穴一般在病变部位附近，也可在距离病变部位较远的地方。

# 常用的拔罐器具及辅助材料

常言道，工欲善其事，必先利其器。要想让拔罐疗法更好地为我们服务，我们首先就应该了解乃至熟悉它的常用工具有哪些，又分别有什么优缺点。

拔罐用具的种类逐渐丰富起来，主要有以下几种。

## 玻璃罐

采用耐热质硬的透明玻璃制成，形状如笆斗，肚大口小，罐口平滑、边缘略突向外。优点是使用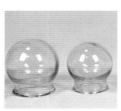时可以窥见罐内皮肤的瘀血、出血等情况，便于掌握拔罐治疗的程度。缺点是容易破碎。

## 竹罐

竹制品，用直径3～5厘米的竹子截成，一端留节为底，一端为口，磨制光滑，中间略粗，呈腰鼓状。优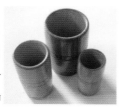点是制作简单，经济实惠，不易打破。缺点是不透明，无法观察罐内皮肤的变化。

## 陶罐

用陶土烧制而成，罐口平滑，中间略粗。优点是吸附力强。缺点是不透明，容易破碎。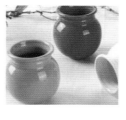

## 抽气罐

用有机玻璃或透明的工程塑料制成，采用罐顶活塞来控制抽排气。优点是不用点火，不会烫伤，安全可靠；罐体透明，便于观察吸拔部位皮肤的充血情况，便于掌握拔罐时间。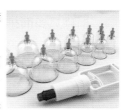

## 辅助材料

除了选择相应的罐具之外，在实施拔罐疗法时还会应用到其他一些辅助材料。

**酒精**：一般均选用热能高而又挥发快的酒精作为燃料。如果没有酒精，也可以采用高度数的白酒代替。在进行拔罐治疗前一般都要用酒精脱脂棉球清洁皮肤、消毒罐具。但有一点需要注意的是，酒后不应为他人拔罐，以免发生意外；同样，喝酒后也不应去拔罐。

**纸片**：纸片也可作为燃料使用。但不能选用那些厚硬且带颜色的纸张。因为这类纸张的热力不够，而且还很容易烫伤皮肤。使用纸片作为燃料使用时应注意防火安全。

**润滑剂**：为了加强罐口与皮肤接口的紧密度，以保持火罐的吸拔力，在拔罐中经常会使用如凡士林、石蜡和植物油等润滑剂，在拔罐结束后，应注意局部清洗。

# 九大罐法大不同

常见的拔罐方法主要分为密排罐法、疏排罐法、散罐法、闪罐法、走罐法、指罐法、摇罐法、提罐法、转罐法这九种，不同的方法，其操作方式以及功效也是不同的，具体情况来看下文介绍吧。

## 密排罐法

指罐具多而排列紧密的排罐法，这种方法多用于身体强壮的年轻人，或者病症反应强烈，发病广泛的患者。

### 操作要领

密排罐法一般罐与罐的间距应小于3.5厘米。

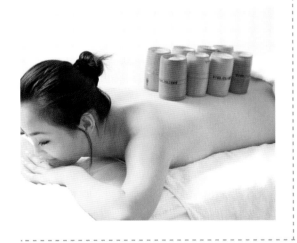

## 疏排罐法

指罐具少而排列稀疏的排罐法，这种方法多用于年老体衰、儿童等患者，或者病症模糊、耐受能力差的患者。

### 操作要领

疏排罐法一般罐与罐之间的间距应大于7厘米。

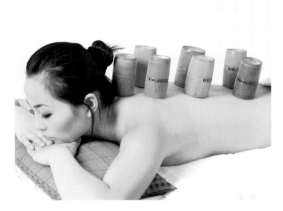

## 散罐法

散罐法又称星罐法，此法主要适用于一人患有多种疾病或者虽只患有一种疾病，但又具有多种病情的患者。

### 操作要领

散罐法是在人体上零星选穴拔罐。

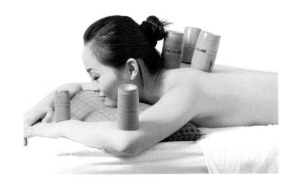

## 闪罐法

闪罐法指罐具吸拔在应拔部位稍做停留后随即取下，反复操作至皮肤潮红时为止的一种拔罐方法。此法的兴奋作用较为明显，适用于肌肉萎缩、局部皮肤麻木、脑卒中后遗症、内脏病等病症。

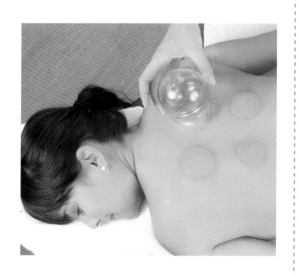

## 指罐法

指罐法是指在拔罐前需要在拔罐的穴位或部位上或病患处，先用手指点按穴位或按揉患部，然后再在穴位上使用拔罐方法。如在大椎穴拔罐的时候，我们可以先用点按法按揉大椎穴，力度由轻至重，按至穴位有酸胀感即可进行拔罐操作。

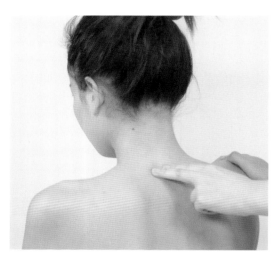

## 走罐法

本法又称推罐法或行罐法。多用于胸背、腹部、大腿等肌肉丰满、面积较大的部位。本法常用于治疗麻痹、肌肉萎缩、神经痛和风湿痹痛等症。

### 操作要领

先在罐口或吸拔部位涂上一层润滑剂，这样主要是便于罐具的滑动。另一手则握住罐底稍倾斜，沿着肌肉骨骼生长路线或经络循行路线作上下左右的移动，也可以患部为中心作环形旋转移动。

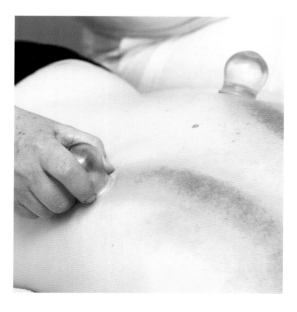

## 提罐法

提罐法指将吸拔在皮肤上的罐体向上提拉，再恢复原状，来回提拉多次。其作用机制是通过肌肤上移振荡相应内脏。

### 操作要领

用手握住罐底向上提拉，等上提到一定程度后放松，然后再提，如此反复数十次即可。

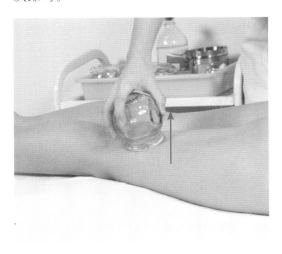

## 摇罐法

摇罐法指对留在皮肤上的罐具进行有节奏的摇动。这样反复牵拉，增加了对穴位和皮肤的刺激量。

### 操作要领

手握罐体，以顺时针和逆时针方向各均匀摇动数十次。摇动的力量要柔和，动作要协调。

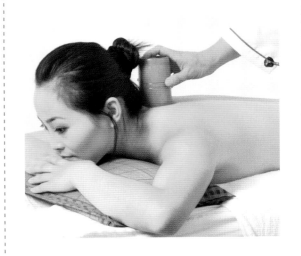

## 转罐法

转罐法是在摇罐的基础上发展起来的。通过增大对所留罐具的旋转力量，达到促进血液循环，增强治疗效果的目的。

### 操作要领

单手握罐，先向左旋转90° ～ 180°，再向右旋转90° ～ 180°，如此反复数十次，手法要轻柔和缓。

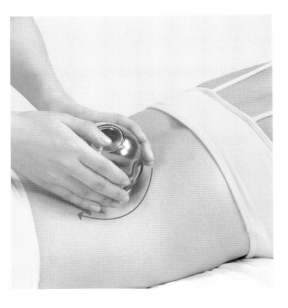

# 拔罐的注意事项

细节决定成败，拔罐过程中，也需要注意这样那样的小细节，让拔罐操作来得更得心应手。下面，为您娓娓道来决定成效的小细节。

拔罐是一种比较古老的治病方法，一般针灸、推拿适用的病症均适用于拔罐治疗，但在拔罐过程中我们还必须掌握其注意事项和一些重要的小细节。这样既方便操作，也能最大限度地发挥拔罐的作用，让我们获得更好的疗效。

1.拔罐时，室内需保持20摄氏度以上的温度，最好在避风向阳处。

2.患者以俯卧位为主，应充分暴露施术的部位。

3.拔罐时的吸附力过大时，可按挤一侧罐口边缘的皮肤，稍放一点空气进入罐中。初次拔罐者或年老体弱者，宜用中、小号罐具。

4.拔罐顺序应从上到下，罐的型号则应上小下大。

5.一般病情较轻或有感觉障碍者（如下肢麻木者）拔罐时间要短。病情较重、病程较长、病灶较深及疼痛较剧者，拔罐时间可稍长，吸附力稍大。

6.针刺或刺血拔罐时，若用火力排气，须待消毒部位酒精完全挥发后方可拔罐，否则易灼伤皮肤。

7.留针拔罐时，要防止肌肉牵拉而造成弯针或折针，发现后要及时启罐，拔出针具。

8.拔罐期间应密切观察患者的反应，若出现头晕、恶心、呕吐、出冷汗、四肢发凉等症状，甚至血压下降、呼吸困难等情况，应及时取下罐具，将患者仰卧位平放，垫高腿部，轻者可给予少量温开水，重者刺人中并送往医院。

9.拔罐的部位和穴位，一般以肌肉丰富，皮下组织充实及毛发较少的部位为宜。前一次拔罐部位的罐印未消退之前，不宜在原处拔罐。根据所拔部位的面积大小选择适宜的罐，如宽阔而肌肉丰厚的背部、大腿处，可以使用中、大罐，而小腿、手臂和颈肩部则适宜用小罐。

10.拔罐时间过长或吸力过大而出现水疱时，可涂龙胆紫，覆盖纱布固定。如果水疱较大，可用注射器抽出疱内液体，然后用利凡诺纱布外敷固定。

11.患者在过饥、过饱、过劳、过渴、严重水肿、精神紧张、皮肤过敏、皮肤破损、月经期、孕期时，或患肿瘤、血友病等疾病，均应禁用或慎用拔罐。

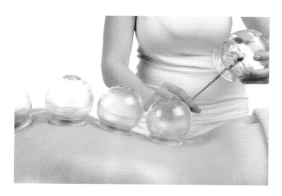

# 拔罐小技巧

　　做任何事情都会有一些小窍门，下面，我们和大家一起分享拔罐成功的一些必备的小窍门，只要勤加练习，就能得到很好的效果。

## 体位选择

　　选择体位的原则是便于拔罐施治，在治疗期间，患者能够比较舒适并长久保持这种姿势。一般主要有以下几种体位。

　　俯卧位：即让患者趴在床上，以暴露背部及下肢外侧，这种姿势有利于吸拔患者背部、腰部、脊椎两侧及腿部后侧等处穴位和患病部位。

　　仰卧位：即让患者仰卧于床上，以暴露出前胸、腹部及四肢前侧，这样姿势主要用于吸拔前胸、腹部及四肢前侧的穴位和患病部位。

　　侧卧位：即让患者侧身躺在床上，这样有利于吸拔患者胸胁、髋和下肢外侧等处穴位和患病部位。

　　俯伏位：即让患者坐于椅上，趴在椅背上，暴露出后颈和背部，这种姿势有利于吸拔患者颈肩部、腰背部、脊椎两侧及膝部等处穴位和患病部位。

## 操作步骤

### ▶▶ 暴露皮肤

　　将受术者的待拔罐部位（穴位）处逐步暴露出来，如需在背部进行拔罐，应先暴露背部皮肤；需在腹部拔罐，应先暴露腹部皮肤。由此类推。

### ▶▶ 清洁表面

　　拔罐前应先对受术者的皮肤表面进行清洁消毒，如有汗液者应用纸巾擦干。

### ▶▶ 器具准备

　　选择罐具的原则根据吸拔部位的大小而定。具体来说，是指对于比较平坦宽阔的部位，如前胸、后背、腰部、臀部及大腿处，宜选用大口径火罐；对于肩部、颈部、胳膊等相对比较小的部位，宜选用中等口径的火罐；对于头部、关节等骨骼凹凸不平且软组织薄弱处，宜选用小口径的火罐。如果是在秋、冬等寒冷季节拔火罐时，应先将火罐的底部放在火上烘烤，使其温度接近人体的温度，这样可以防止受术者感冒。

### ▶▶ 拔罐顺序

　　拔罐时一般采取先上后下的原则，拔罐顺序为头部、颈部、背部（胸椎部、腰椎部、骶椎部）、胸部、腹部、上肢部、下肢部。

### ▶▶ 平衡对称原则

　　在经络系统中，除了位于人体前正中线的任脉、位于人体后正中线的督脉上的腧穴，以及经外奇穴中的某些特定穴位只有单个穴位，如两乳头中点膻中、肚脐神阙、两耳尖中点百会等，其余穴位均为左右对称分布，如左右手背的合谷穴、腰背部后正中线两侧的背俞穴等。拔罐治疗时，除任、督二脉及经外奇穴中的单个穴位外，其他穴位均应进行左右平衡对称拔罐。

## 交流

拔罐开始后，施术者应随时询问受术者感觉如何，也要随时观察罐内皮肤的变化情况。如果罐力过大，患者感觉疼痛时，应放入少量空气以减轻吸拔力。操作方法是一只手拿住罐体稍倾斜，用另一只手手指按压对侧皮肤，以形成微小空隙，使少量空气进入。如果拔罐后患者感到吸拔无力，那么就应起罐再拔一次。对于第一次进行拔罐或少数对拔罐有恐惧心理的人群，施术者应注意在拔罐过程中进行安抚，并密切注意受术者情况，以免因情绪状况出现的晕罐现象。

## 拔罐时间

确定拔罐时间的首要原则是要根据患者的年龄、体质、病情以及所拔罐的部位。比如青年人时间可以长一些，年老者时间就可短些；病轻的就可以短些，病重的时间就可以长一些；拔罐在头、面、颈、肩、上肢等部位的，时间就可以短些，拔罐在腰背、臀部、腹部及下肢部位的，时间就可以长一些。

其次，还要根据罐具的不同来确定时间。比如大罐吸力强，那么一次只可拔5～10分钟；而小罐的吸力较弱，那么一次就可拔10～15分钟。

再次，还要根据拔罐的方法来确定时间。比如，在采用闪罐或走罐时，其留罐治疗时间应以罐下局部皮肤出现潮红或呈红豆点状的痧块、痧斑和瘀斑等为准；在采用其他罐法时，则要因具体方法的不同而要求罐下皮肤出现紫斑、潮红、肿胀、灼热、疼痛、抽拉感等为准；在采用针罐时，留罐时间的决定因素则取决于针感和出血情况等。

## 拔罐次数与疗程

拔罐疗程的确定也是根据病情程度及病人自身状况等因素确定的。比如，患感冒、发热等急性病的，要每天拔罐1次；若是重病的，则每天拔罐2～3次；是慢性病的，要两天拔罐1次；若是在拔罐后患者皮肤出现瘀斑、瘀块等情况的，应待瘀斑、瘀块消退后再做下一次拔罐。一般来说，拔罐7～10天为一个疗程，中间隔3～5天后，再进行第2个疗程。

## 起罐后的贴心护理

起罐后，所拔部位局部皮肤如出现水蒸干皱或有裂纹的，则应涂上植物油；若起罐后局部皮肤绷紧不适的，可轻轻按揉皮肤，使其放松；若起罐后有水疱的，可用无菌针挑破，用干净棉球擦干后再涂以龙胆紫即可；若起罐后身上拔出脓、血的，应用无菌棉球将之清洗干净，清洗后用纱布包裹。如果起罐后皮肤出现紫红色斑点的，不要惊慌，此属正常反应，无须特别处理。拔罐结束后，应让受术者休息5～10分钟。

# 根据罐印诊断疾病

拔罐时，皮肤对拔罐的刺激会产生各种反应，我们称这种反应为"罐印""罐斑"。常见的罐斑有潮红、紫红或紫黑色瘀斑，小点状紫红色的疹子。皮肤的这些变化属于拔罐疗法的治疗效应，可持续数天。

拔罐后，不同罐印代表不同的健康状况和疾病恢复状态，大致分类如下：

1.点状紫红色小疮及伴有不同程度的热痛感或少量水珠溢出的，是正常罐印，持续1～5天就可消失。

2.走罐或吸拔罐后，没有罐印，或罐印不明显的，或虽有罐印但起罐后立即消失，恢复常色的，提示身体基本正常或病情尚轻。

3.罐印鲜红，提示阴虚或气阴两虚，阴虚火旺时也会出现。

4.罐印鲜红并伴有发热，提示体内有热毒。

5.若走罐时出现风团，像急性荨麻疹症状时，提示患者为风邪所致，也可能是过敏性体质。

6.若走罐时出现大面积黑紫印时，提示风寒所犯面积大。

7.罐印紫红、紫黑，并伴有水珠或水汽，提示体内多有湿热（如下图）。

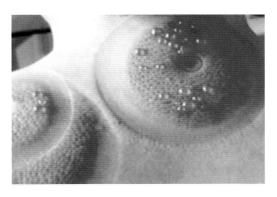

8.罐印紫红或紫黑，提示体内有热度或瘀血（如下图）。

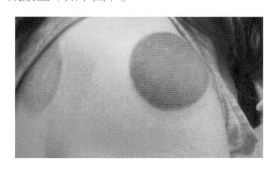

9.罐印发紫伴有斑块或罐印黑而黯淡，提示有局部寒凝血瘀。若罐印数天不退，通常表示病程已久，需要较长的时间来调理。

10.罐印淡紫并伴有斑块的，提示以虚证为主，兼有血瘀。若斑点在穴位处明显的，表明此穴位相关内脏虚弱。若在肾俞穴处呈现，则提示肾虚。

11.罐印淡紫、发青并伴有印块，提示为外感风寒。

12.罐印呈散开性的紫点，深浅不一，提示为气滞血瘀之症。

13.罐印或拔罐后的罐壁内有少许水珠、水汽时，提示体内多有湿气。若在患部出现较多小水疱时，预示由水湿所致。

14.若大面积走罐后，罐印呈鲜红散点在某穴及其附近集中，提示这个穴位所相关的脏腑有异常或存在病情。

# 拔罐的异常反应及预防处理

在拔罐过程中，不同的人会有不同的感受，如胀感、热感等，我们应该将正常反应和异常反应做正当的区分，以免混淆。

拔罐的正常反应是：不论采用何种方法将罐吸附于施治部位，由于罐内的负压吸拔作用，都会出现局部组织可隆起于罐口平面以上，患者觉得局部有牵拉发胀感，或感到发热、发紧、凉气外出、温暖、舒适等，这些都是正常现象。启罐或走罐后，治疗部位出现潮红、紫红或紫红色皮疹等，均属拔罐疗法的治疗效应，待一至数天后，可自行恢复，无须做任何处理。

拔罐的异常反应是：拔罐后如果受术者感到异常，或者在拔罐时有烧灼感，则应立即拿掉火罐，并检查皮肤有无烫伤，患者是否过度紧张，术者手法是否有误，

或是否罐子吸力过大等。如此处不宜再行拔罐，可另选其他部位。如在拔罐过程中，患者感觉头晕、恶心、目眩、心悸，继则面色苍白、出冷汗、四肢厥逆、血压下降、脉搏微弱，甚至突然意识丧失，出现晕厥时（晕罐），应及时取下罐具，使患者平躺，取头低脚高体位。轻者喝些温开水，静卧片刻即可恢复。重者可针刺百会、人中、中冲、少商、合谷等穴，并尽快送往医院。如果在拔罐之前做好解释工作，消除受术者的恐惧，在拔罐过程中注意与受术者交流，能很好掌握受术者的情况，晕罐多数是可以避免的。

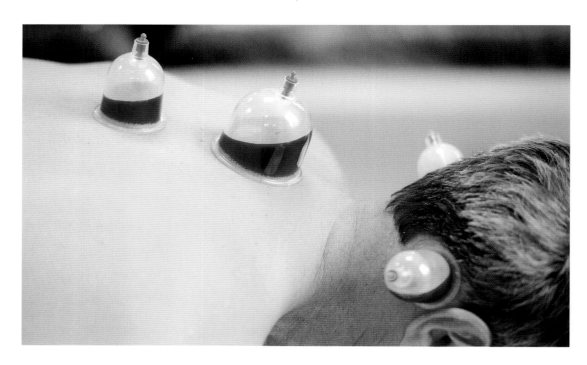

# 拔罐的适应证和禁忌证

　　并非所有的疾病和体质都适宜拔罐疗法，拔罐疗法有其专门的适应证和禁忌证。下面我们来了解一下拔罐的适应证和禁忌证都有哪些。

## 适应证

　　1．**呼吸系统方面的疾病**：急性支气管炎、慢性支气管炎、肺水肿、肺炎、哮喘、胸膜炎等。

　　2．**消化系统方面的疾病**：急性胃炎、慢性胃炎、急性肠炎、慢性肠炎、消化不良、胃酸过多等。

　　3．**心血管系统疾病**：高血压、脑血栓、心绞痛、心血供血不足以及心律失常等。

　　4．**神经系统方面的疾病**：神经性头痛、肋间神经痛、坐骨神经痛、四肢神经麻痹、面神经痉挛、颈肌痉挛等症。

　　5．**运动系统方面的疾病**：肩关节痛、肩胛痛、颈椎痛、肘关节痛、腰椎痛、膝关节痛、髋部痛、踝部痛等。

　　6．**妇科方面的疾病**：痛经、月经过多、闭经、盆腔炎等症。

　　7．**外科疮伤方面的疾病**：毛囊炎、急性乳腺炎、疖肿等疾病。

　　8．**儿科方面的疾病**：百日咳、流行性腮腺炎、小儿腹泻、小儿肺炎等。

　　9．**五官科方面的疾病**：鼻出血、白内障、复发性口腔溃疡、急性扁桃体炎。

## 禁忌证

　　1.精神病、水肿病、心力衰竭、活动性肺结核等病症不适宜拔罐。

　　2.患急性骨关节软组织损伤者，患病部位不宜拔罐。

　　3.关节肿胀或严重水肿患者，不宜拔罐。

　　4.皮肤溃烂者，不宜拔罐。

　　5.有严重过敏史的人，不宜拔罐。

　　6.患有传染性皮肤病者，不宜拔罐。

　　7.皮肤肿瘤患者，不宜拔罐。

　　8.有出血倾向性疾病的，不宜拔罐。

　　9.颈部以及其他体表有大血管经过的部位不宜拔罐。

　　10.眼、耳、乳头、前后阴、心脏搏动处、毛发过多的部位以及骨骼凹凸不平的部位等，均不宜拔罐。

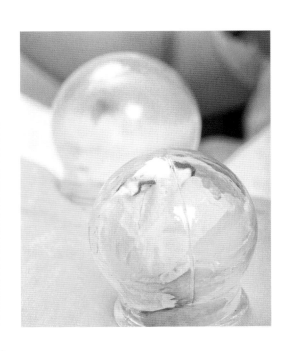

# 全方位答疑，拒绝拔罐误区

火罐疗法在我国民间已使用很久了，但是拔罐作为一种医疗方法有其奥妙之处，人们对其认识并不全面，经常会存在以下几个误区，在此为大家答疑解惑，共同走出拔罐误区。

## 拔火罐后能马上洗澡吗？

很多爱在公共浴所洗澡的人常说"火罐和洗澡，一个也少不了"。确实，温热的洗澡水和温热的火罐，洗完澡拔罐，或拔完再洗，感觉上都很舒服。拔罐疗法是通过物理的刺激和负压人为造成毛细血管破裂瘀血，调动人体细胞修复功能，以及对坏死血细胞吸收功能，可促进血液循环，调理气血，达到提高人体免疫力的作用。了解了拔罐的原理后，我们知道拔罐会对皮肤产生刺激，所以这顺序还要

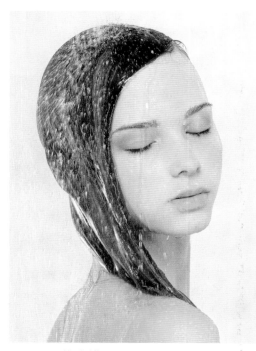

拔火罐后不能马上洗澡

注意，洗完澡后拔火罐是可以的，但是绝对不能在拔罐之后马上洗澡。拔火罐后，皮肤处于一种被轻微损伤的状态下，非常的脆弱，这个时候洗澡很容易导致皮肤破损、发炎。而如果是洗冷水澡的话，由于皮肤处于一种毛孔张开的状态，很容易受凉。所以拔火罐后一定不能马上洗澡。

## 留罐时间越长效果越好吗？

不少人说火罐这一拔最少要半小时，有的人则认为拔出水疱来才能体现拔火罐的效果。而拔火罐真的是时间越长越好吗？拔火罐根据火罐大小、材质，负压的力度各有不同。但是一般以从点上火到起罐不超过15分钟为宜。因为拔火罐的主要原理在于负压而不在于时间，如果说在负压很大的情况下拔罐时间过长直到拔出水疱，这样不但会伤害到皮肤，还可能会引起皮肤感染。

## 同一位置反复拔效果更佳？

很多人认为一次不成就拔两次，同一个位置反复拔，这样才能拔出效果。其实这样做，会对皮肤造成损伤。拔火罐的时候，可以在多个位置拔，既减少损伤又增强治疗效果。

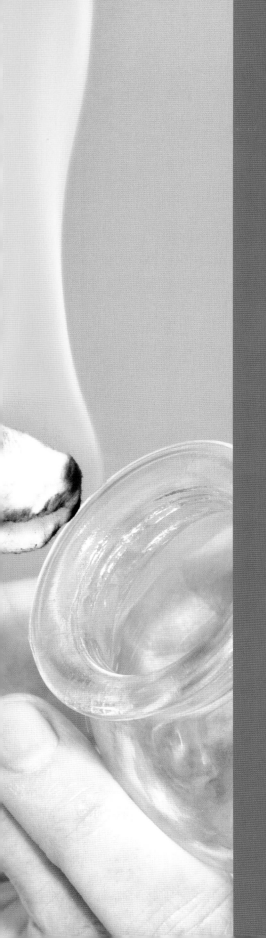

# PART 2

# 调理身心消疲倦，
# "拔"除亚健康

多项研究表明，当前在大众中，亚健康是常态。近八成人饮食、睡眠没有规律，54.4%的人每天都有"没睡够"的感觉，除了通过食物、药物缓解亚健康状态外，我们在日常生活中还可以通过拔罐疗法改善亚健康状态。

# 头痛

扫二维码
看视频

头痛是临床常见的病症。痛感有轻有重，疼痛时间有长有短，形式也多种多样。常见的症状有胀痛、闷痛、撕裂样痛、针刺样痛，部分伴有血管搏动感及头部紧箍感，以及发热、恶心、呕吐、头晕、纳呆、肢体困重等症状。头痛的发病原因繁多，如神经痛、颅内病变、脑血管疾病、五官疾病等均可导致头痛。

## 基础拔罐手法

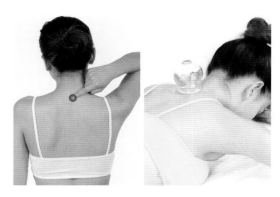

### 1 大椎拔罐

点燃棉球后，伸入罐内旋转一圈马上抽出，将火罐扣在大椎穴上，留罐10分钟，以局部皮肤泛红、充血为度。

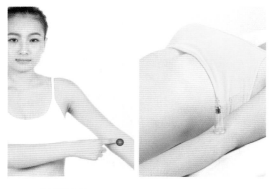

### 2 尺泽拔罐

将气罐吸拔在尺泽穴上，留罐15分钟，以局部皮肤泛红、充血为度。

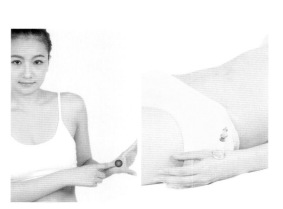

### 3 合谷拔罐

将气罐吸拔在合谷穴上，留罐15分钟，以局部皮肤泛红、充血为度。

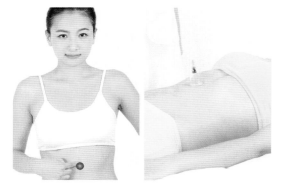

### 4 中脘拔罐

将气罐吸拔在中脘穴上，留罐10分钟，以局部皮肤泛红、充血为度。

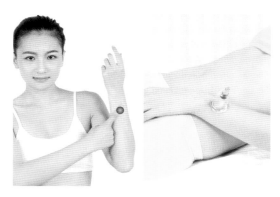

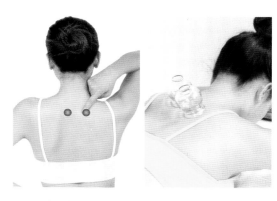

## 5 外关拔罐

将气罐吸拔在外关穴上，留罐15分钟，以局部皮肤泛红、充血为度。

## 6 风门拔罐

点燃棉球后，伸入罐内旋转一圈马上抽出，将火罐扣在风门穴上，留罐10分钟，以局部皮肤潮红为度。

## 随证加穴

### 中医辨证分型

①瘀血头痛
头痛，疼痛呈针刺样，痛处固定，日轻夜重，病程较长，反复发作。

②肝阳头痛
头痛，头胀痛，伴见头晕眼花，心烦失眠，两胁跳痛，每当情绪激动、恼怒时诱发或加重，口干苦，脉弦，大便干结，小便黄赤等。

③痰蒙清窍
头痛，头脑沉重而昏蒙，胸脘满闷，恶心呕吐，食欲不振，食量减少，时常吐痰涎。

### 瘀血头痛——血海

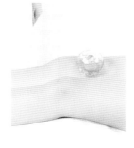

在血海穴上留罐10分钟，以局部皮肤泛红、充血为度。

### 肝阳头痛——太溪

在太溪穴上留罐15分钟，以局部皮肤有抽紧感为度。

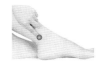

### 痰蒙清窍——足三里

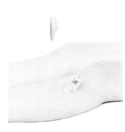

在足三里穴留罐15分钟，以局部皮肤泛红、充血为度。

# 偏头痛

扫二维码
看视频

偏头痛是临床最常见的原发性头痛类型，是一种常见的慢性神经血管性疾患，临床以发作性中重度搏动样头痛为主要表现。头痛多为偏侧，可伴有恶心、呕吐等症状，多起病于儿童和青春期，中青年期达发病高峰，常有遗传背景。另外一些环境和精神因素如紧张、过劳、情绪激动、睡眠过度均可导致偏头痛。

## 基础拔罐手法

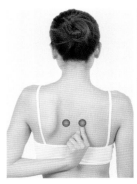
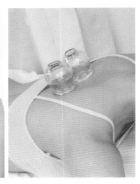

### 1 心俞拔罐

点燃棉球后，伸入罐内后马上抽出，将火罐迅速扣在心俞穴上，留罐5～10分钟，以局部皮肤有酸胀痛感为佳。

### 2 脾俞拔罐

点燃棉球后，伸入罐内后马上抽出，将火罐扣在脾俞穴上，留罐5～10分钟，以局部皮肤潮红为度。

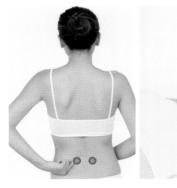

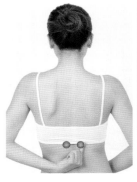
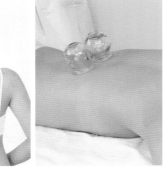

### 3 肾俞拔罐

将火罐扣在肾俞穴上，留罐5～10分钟，以被拔罐部位充血，少量瘀血被拔出为度。

### 4 肝俞拔罐

用火罐法迅速将火罐扣在肝俞穴上，留罐10分钟，以局部皮肤潮红为度。

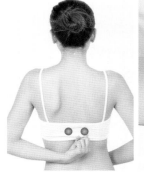
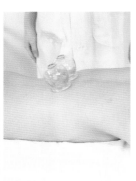

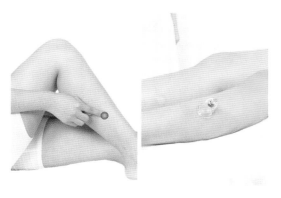
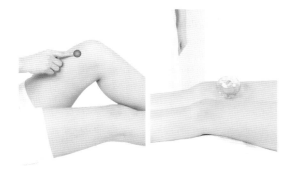

## 5 丰隆拔罐

将气罐吸附在丰隆穴上，留罐15分钟，以局部皮肤泛红、充血为度。

## 6 血海拔罐

点燃棉球后，伸入罐内后马上抽出，将火罐倒扣在血海穴上，留罐15分钟，以局部皮肤潮红为度。

## 随证加穴

### 中医辨证分型

①风寒头痛
偏头痛偏于头部一侧或全头痛，疼痛因风寒而诱发，呈跳痛或掣痛，舌淡红苔薄白。

②肝气郁结
偏头痛偏于头部一侧，呈胀痛，伴眩晕，心烦失眠，两胁窜痛，每因情绪激动、恼怒而诱发，口苦，舌淡红苔白。

③气血两虚
偏头痛偏于头部一侧，痛而乏力，遇劳加剧，汗出气短，畏风怕冷或痛且头晕，心悸不宁，面色少华，神疲，舌质淡，苔薄白。

### 风寒头痛——大椎

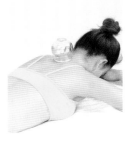

在大椎穴上，留罐15分钟，以局部皮肤泛红、充血为度。

### 肝气郁结——太冲

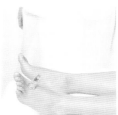
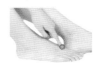

用拔罐器将气罐吸拔在太冲穴上，留罐10分钟。

### 气血两虚——足三里

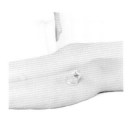

在足三里穴上，留罐15分钟，以局部皮肤潮红为度。

# 眩晕

扫二维码
看视频

眩晕与头晕相似，但本质不同。眩晕分为周围性眩晕和中枢性眩晕。中枢性眩晕是由脑组织、脑神经疾病（如高血压、动脉硬化等脑血管疾病）引起。周围性眩晕发作时多伴有耳聋、耳鸣、恶心、呕吐、出冷汗等植物神经系统症状。如不及时治疗容易引起痴呆、脑血栓、脑出血、中风偏瘫，甚至猝死等情况。

## 基础拔罐手法

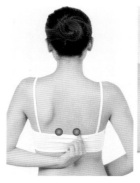

### 1 膈俞拔罐

点燃棉球后，伸入罐内后马上抽出，将火罐扣在膈俞穴上，留罐15分钟，以局部皮肤潮红为度。

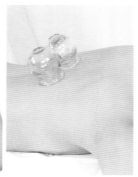

### 2 气海拔罐

点燃棉球后，伸入罐内后马上抽出，将火罐扣在气海穴上，留罐10分钟，以局部皮肤潮红为度。

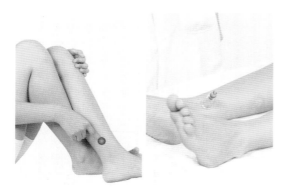

### 3 三阴交拔罐

将气罐吸附在三阴交穴上，留罐15分钟，以局部皮肤泛红、充血为度。

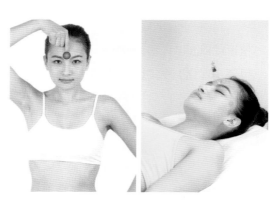

### 4 印堂拔罐

将气罐吸附在印堂穴上，留罐15分钟，以局部皮肤有抽紧感为度。

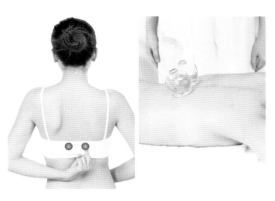

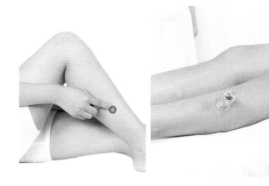

## 5 肝俞拔罐

点燃棉球后，伸入罐内后马上抽出，将火罐扣在肝俞穴上，留罐15分钟，以局部皮肤潮红为度。

## 6 丰隆拔罐

将气罐吸附在丰隆穴上，留罐15分钟，以局部皮肤泛红、充血为度。

## 随证加穴

### 中医辨证分型

①肝阳上亢

眩晕，伴见耳鸣，头痛且胀，每因烦劳或恼怒而头晕、头痛加剧，两颧潮红，急躁易怒，失眠多梦，口苦。

②气血亏虚

眩晕动则加剧，劳累即发，唇甲不华，心悸失眠，神疲乏力，少气懒言，饮食减少，舌质淡，脉弱。

③肾精不足

眩晕，伴见精神萎靡，失眠多梦，健忘，腰膝酸软，遗精，耳鸣，耳聋，或伴见手足心发热等。

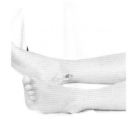

### 肝阳上亢——太溪

在太溪穴上留罐15分钟，以局部皮肤有抽紧感为度。

### 气血亏虚——脾俞

在脾俞穴上留罐15分钟，以局部皮肤泛红、充血为宜。

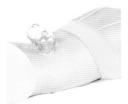

### 肾精不足——肾俞

在肾俞穴上，留罐15分钟，以局部皮肤有抽紧感为度。

# 疲劳综合征

扫二维码
看视频

疲劳综合征即慢性疲劳综合征，通常患者心理方面的异常表现要比身体方面的症状出现早，自觉较为突出。实际上疲劳感多源于体内的各种功能失调，典型表现为：短期记忆力减退或注意力不集中、肌肉酸痛、无红肿的关节疼痛、头痛、睡眠后精力不能恢复。

## 基础拔罐手法

▲

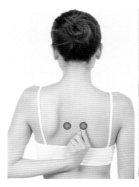
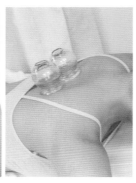

### 1 心俞拔罐

点燃棉球后，伸入罐内后马上抽出，将火罐扣在心俞穴上，留罐15分钟，以局部皮肤泛红、充血为度。

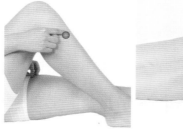
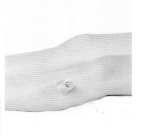

### 2 足三里拔罐

用拔罐器将气罐吸附在足三里穴上，留罐15分钟，以局部皮肤潮红为度。

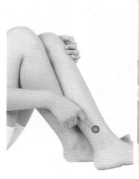
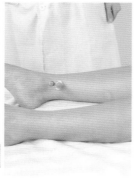

### 3 三阴交拔罐

用拔罐器将气罐吸附在三阴交穴上，留罐15分钟，以局部皮肤泛红、充血为度。

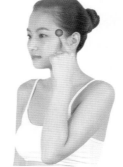
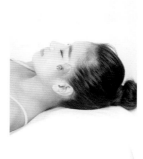

### 4 太阳拔罐

将气罐吸拔在太阳穴上，留罐15分钟，以局部皮肤泛红、充血为度。

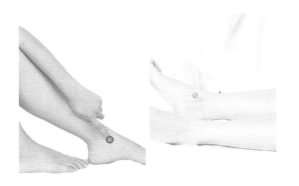

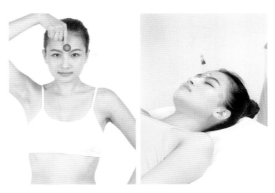

### 5 照海拔罐

将气罐吸附在照海穴上，留罐15分钟，以局部皮肤有酸胀痛感为度。

### 6 印堂拔罐

将气罐吸附在印堂穴上，留罐15分钟，以局部皮肤有抽紧感为度。

## 随证加穴

### 中医辨证分型

①肝气郁结

疲乏不适，情绪郁结时或生气后症状加重，活动后症状减轻，伴有便秘，或大便不调，舌红，舌苔薄，脉细弦。

②脾气虚弱

神疲乏力，少气懒言，嗜睡，活动后症状加重，或伴见食欲减退，吃饭不香，腹泻，舌淡，苔薄白。

③心肾不交

疲倦，心烦失眠，心悸不安，眩晕，耳鸣，健忘，五心烦热，咽干口燥，腰膝酸软，遗精，遗尿。

### 肝气郁结——肝俞

将火罐扣在肝俞穴上，留罐约15分钟，以皮肤潮红为度。

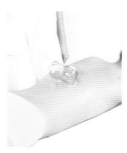

### 脾气虚弱——脾俞

将火罐扣在脾俞穴上，留罐约15分钟，皮肤泛红即可。

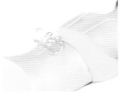

### 心肾不交——肾俞

将火罐扣在肾俞穴上，留罐约15分钟，以皮肤抽紧为度。

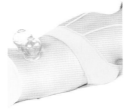

# 失眠

失眠是指无法入睡或无法保持睡眠状态，即睡眠失常。失眠虽不属于危重疾病，但影响人们的日常生活。睡眠不足会导致健康不佳，生理节奏被打乱，继之引起人的疲劳感及全身不适、无精打采、反应迟缓、头痛、记忆力减退等症状。失眠所造成的直接影响是精神方面的，严重者会导致精神分裂。

## 基础拔罐手法

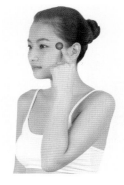
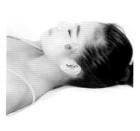

### 1 太阳拔罐

将气罐吸附在太阳穴上，留罐15分钟，以局部皮肤有酸胀痛感为佳。

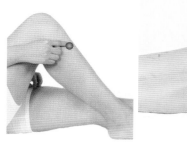
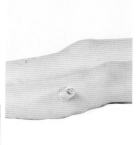
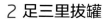

### 2 足三里拔罐

用拔罐器将气罐吸附在足三里穴上，留罐15分钟，以局部皮肤潮红为度。

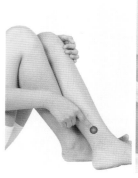
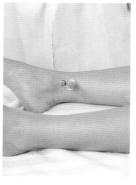

### 3 三阴交拔罐

用拔罐器将气罐吸附在三阴交穴上，留罐15分钟，以局部皮肤泛红、充血为度。

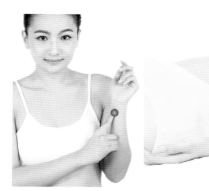

### 4 内关

将气罐吸附在内关穴上，留罐15分钟，以局部皮肤泛红、充血为度。

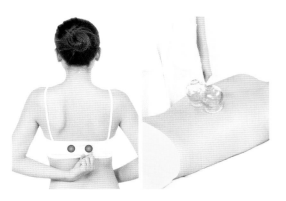

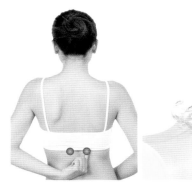

## 5 肝俞拔罐

点燃棉球后，伸入罐内后马上抽出，将火罐扣在肝俞穴上，留罐10分钟，以局部皮肤泛红、充血为度。

## 6 脾俞拔罐

点燃棉球后，伸入罐内后马上抽出，将火罐扣在脾俞穴上，留罐15分钟，以局部皮肤泛红、充血为宜。

# 随证加穴

▲

## 中医辨证分型

①肝郁化火
失眠，情绪急躁易怒，不思饮食，口渴喜饮，目赤口苦，小便黄赤，大便秘结，舌红，苔黄，脉弦而数。

②阴虚火旺
心烦，失眠，心悸不安，头晕耳鸣，健忘，腰酸，梦遗，五心烦热，口干津少，舌红，脉细数。

③心胆气怯
失眠多梦，易于惊醒，胆怯心悸，遇事易惊，气短倦怠，小便清长，舌淡，脉弦细。

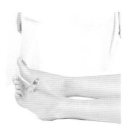

### 肝郁化火——太冲

将气罐吸附在太冲穴，留罐约15分钟，以皮肤泛红为度。

### 阴虚火旺——肾俞

将火罐扣在肾俞穴上，留罐约15分钟，以皮肤抽紧为度。

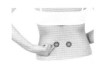

### 心胆气怯——胆俞

将火罐扣在胆俞穴上，留罐约10分钟，以局部皮肤充血为度。

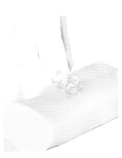

# 神经衰弱

扫二维码
看视频

神经衰弱是指由于长期情绪不佳及精神压力大，从而使精神活动能力减弱的功能障碍性病症。其主要特征是容易兴奋，易疲劳，记忆力减退等，伴有各种躯体不适症状。本病如处理不当可迁延达数年。故患者应正确对待疾病，积极配合，及时治疗。

## 基础拔罐手法

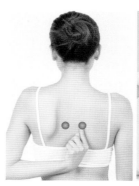
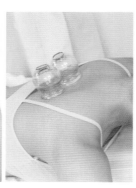

### 1 心俞拔罐

点燃棉球后，伸入罐内后马上抽出，将火罐扣在心俞穴上，留罐10～15分钟，以被拔罐部位充血，有少量瘀血被拔出为度。

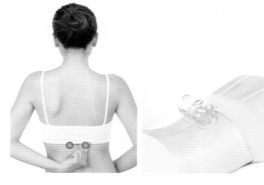

### 2 脾俞拔罐

点燃棉球后，伸入罐内后马上抽出，将火罐扣在脾俞穴上，留罐10～15分钟，以局部皮肤泛红、充血为度。

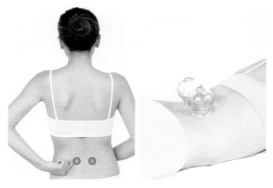

### 3 肾俞拔罐

将火罐扣在肾俞穴上，留罐10～15分钟，以局部皮肤泛红、充血为度。

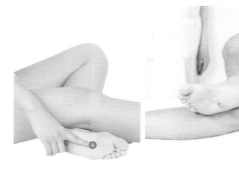

### 4 涌泉拔罐

将气罐吸附在涌泉穴上，留罐15分钟，以局部皮肤有酸胀痛感为佳。

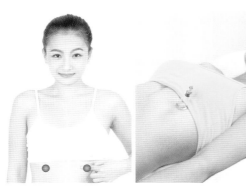

## 5 期门拔罐

用拔罐器将气罐吸附在期门穴上，留罐10～15分钟，以局部皮肤有抽紧感、泛红、充血为度。

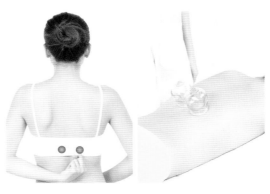

## 6 胆俞拔罐

点燃棉球后，伸入罐内后马上抽出，将火罐扣在胆俞穴上，留罐10分钟，以拔罐部位泛红、充血，有少量瘀血被拔出为度。

# 随证加穴

### 中医辨证分型

①肝郁气滞

精神忧郁，情绪不宁，胸胁胀痛，痛无定处，善太息，腹胀脘闷，嗳气呕吐，进食减少，大便失常，女子月经失调。

②心神失养

心神不宁，精神恍惚，悲忧欲哭，不能自主，心中烦乱，睡眠不安，呵欠连连，严重者甚至言语失常。

③气郁痰结

自觉咽中似有物梗阻，吞之不下，吐之不出，吞咽功能无影响，胸中满闷，两胁胀痛，苔白腻，脉弦滑。

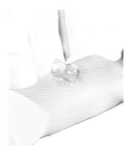

## 肝郁气滞——肝俞

将火罐扣在肝俞穴上，留罐约10分钟，以皮肤泛红为度。

## 心神失养——内关

用气罐吸拔内关穴，留罐大约15分钟，以皮肤充血为度。

## 气郁痰结——丰隆

将气罐吸附在丰隆穴，留罐约15分钟，以皮肤充血为度。

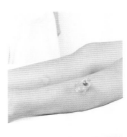

# 空调病

扫二维码
看视频

空调病又称"空调综合征"，指长时间在空调环境下工作学习的人，因空气不流通，环境不佳，出现鼻塞、头昏、打喷嚏、记忆力减退等症状，一般表现为疲乏无力、四肢肌肉关节酸痛、头痛，严重者可引起口眼㖞斜。老人、儿童的身体抵抗力相对低下，空调冷气最容易攻破他们的呼吸道防线。

## 基础拔罐手法

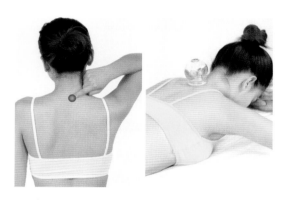

### 1 大椎拔罐

点燃棉球后，伸入罐内后马上抽出，将火罐扣在大椎穴上，留罐10~15分钟，以局部皮肤潮红为度。

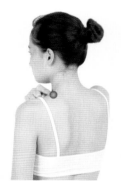

### 2 肩井拔罐

用拔罐器将气罐吸附在肩井穴上，留罐10~15分钟，以局部皮肤有抽紧感、泛红、充血为度。

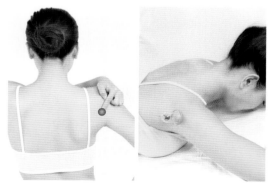

### 3 肩贞拔罐

用拔罐器将气罐吸附在肩贞穴上，留罐10~15分钟，以局部皮肤潮红为度。

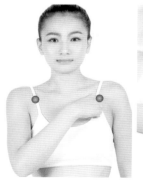
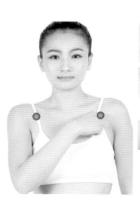

### 4 中府拔罐

用拔罐器将气罐拔在中府穴上，留罐10~15分钟，以局部皮肤泛红、充血为度。

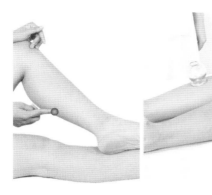
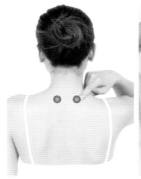
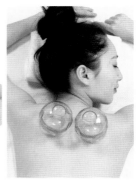

## 5 承山拔罐

取适中火罐，用闪火法将火罐扣在承山穴上，留罐10分钟，以局部皮肤泛红、充血为度。

## 6 大杼拔罐

点燃棉球后，伸入罐内后马上抽出，将火罐扣在大杼穴上，留罐10分钟，以局部皮肤泛红、充血为度。

## 随证加穴

### 中医辨证分型

①风寒表证

恶寒重，发热轻，无汗，头痛，肢节酸痛，鼻塞声重，时流清涕，咽痒，咳嗽，咯痰稀薄色白，口不渴或渴喜热饮。

②风热表证

发热较高，怕风，汗出不畅，头胀痛，咳嗽，痰黏或黄，咽干，或咽喉乳蛾红肿疼痛，鼻塞，流黄浊涕，口渴。

③暑湿外感

身热，微恶风，汗少，肢体酸重或疼痛，头昏重胀痛，咳嗽痰黏，鼻流浊涕，心烦口渴，或口中黏腻，渴不多饮。

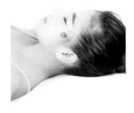

### 风寒表证——太阳

将气罐吸附在太阳穴上，留罐15分钟，以皮肤有胀感为佳。

### 风热表证——曲池

将气罐吸附在曲池穴上，留罐10分钟，以皮肤充血为度。

### 暑湿外感——阴陵泉

用拔罐器将气罐吸附在阴陵泉穴上，留罐15分钟。

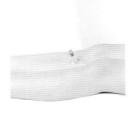

# 肥胖症

肥胖是指一定程度的明显超重与脂肪层过厚，是体内脂肪尤其是甘油三酯积聚过多而导致的一种状态。肥胖严重者容易引起高血压、心血管病、肝脏病变、肿瘤、睡眠呼吸暂停等一系列的问题。本症状是由食物摄入过多或机体代谢改变而导致体内脂肪积聚过多，造成体重过度增长的病症。

## 基础拔罐手法

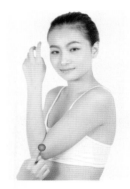
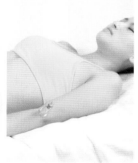

### 1 曲池拔罐

将气罐吸附在曲池穴上，留罐10分钟，以被拔罐部位充血、发紫，并有少量瘀血被拔出为度。

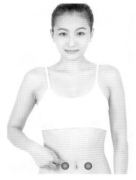
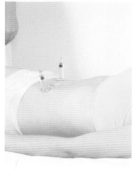

### 2 天枢拔罐

用拔罐器将气罐吸附在天枢穴上，留罐约15分钟，以局部皮肤潮红为度。

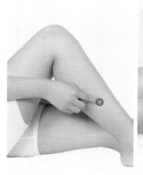
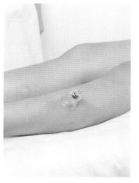

### 3 丰隆拔罐

用拔罐器将气罐吸附在丰隆穴上，留罐约15分钟，以局部皮肤有酸胀痛感为佳。

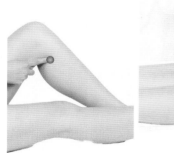
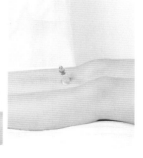

### 4 阴陵泉拔罐

用拔罐器将气罐吸附在阴陵泉穴上，留罐15分钟，以局部皮肤有酸胀痛感为佳。

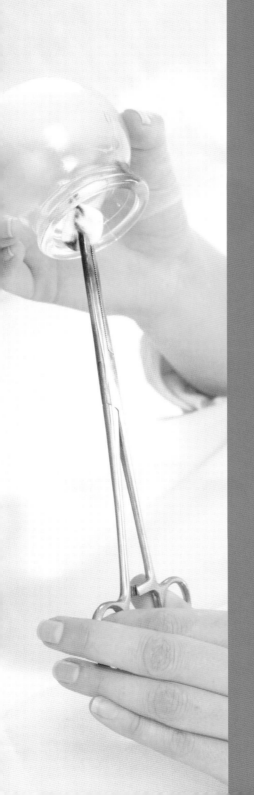

# PART 3

# 行气活血通经络，
# "拔"走常见病

本章主要介绍了日常生活中发病率较高并且比较典型的一些病症，并针对这些病症阐述了与之相对应的中医辨证分型选穴以及具体的拔罐操作手法，操作简单易学，方便大家在家学习操作。

# 感冒

扫二维码
看视频

人们常说的"感冒"实际是指两种疾病，即"普通感冒"和"流行性感冒"。日常生活中所说的感冒多指普通感冒，也称"上呼吸道感染"。中医认为，感冒是感受风邪或时行病毒，引起肺卫功能失调，出现鼻塞、流涕、打喷嚏、头痛、恶寒、发热、全身不适等主要临床表现的一种外感疾病，一般分为风寒感冒和风热感冒。流行性感冒有传染性，与普通感冒不同。

## 基础拔罐手法

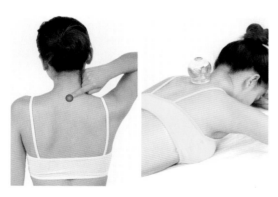
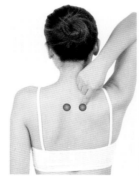
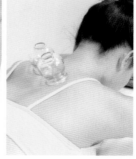

### 1 大椎拔罐

点燃棉球后，伸入罐内旋转一圈马上抽出，将火罐扣在大椎穴上，留罐15分钟，以局部皮肤潮红、充血为度。

### 2 肺俞拔罐

点燃棉球后，伸入罐内旋转一圈马上抽出，将火罐扣在肺俞穴上，留罐15分钟，以局部皮肤潮红、充血为度。

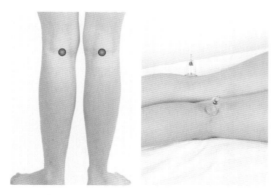
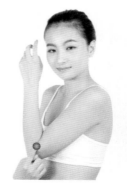
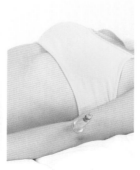

### 3 委中拔罐

用拔罐器将气罐吸拔在委中穴上，留罐15分钟，以局部皮肤潮红为度。

### 4 曲池拔罐

用拔罐器将气罐吸拔在曲池穴上，留罐约15分钟，以局部皮肤潮红、充血为度。

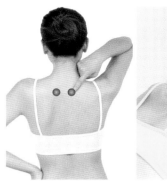
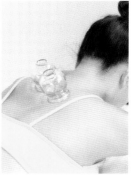
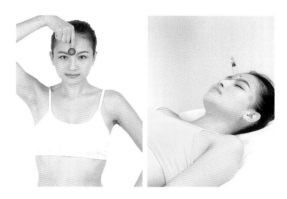

### 5 风门拔罐

将火罐迅速吸拔在风门穴上，并且留罐10～15分钟，以局部皮肤潮红、充血，或有少量瘀血被拔出为度。

### 6 印堂拔罐

将气罐吸附在印堂穴上，留罐15分钟，以局部皮肤有抽紧感为度。

## 随证加穴

### 中医辨证分型

**①风寒感冒**

恶寒重，发热轻，无汗，头痛，肢节酸痛，鼻塞声重，时流清涕，咽痒，咳嗽，咯痰稀薄色白，口不渴或渴喜热饮。

**②风寒夹湿**

身热，微恶风，汗少，肢体酸重或疼痛，头昏重胀痛，咳嗽痰黏，鼻流浊涕，心烦口渴，或口中黏腻，渴不多饮，胸闷，泛恶，小便短赤。

**③虚人感冒**

抵抗力差，反复感冒，良久不愈，伴见气短，自汗等症状。

### 风寒感冒——身柱

将火罐扣在身柱穴上，留罐约15分钟，以皮肤潮红为度。

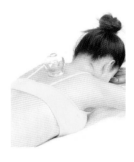

### 风寒夹湿——阴陵泉

将气罐吸附在阴陵泉穴上，留罐10分钟，皮肤有胀感即可。

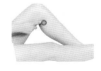

### 虚人感冒——足三里

用拔罐器将气罐吸拔在足三里穴上，留罐10～15分钟。

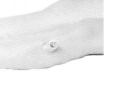

# 咳嗽

扫二维码
看视频

咳嗽是呼吸系统疾病的主要症状，中医认为咳嗽是因外感六淫影响于肺所致的有声有痰之症。咳嗽的原因有上呼吸道感染、支气管炎、喉炎等。咳嗽的主要症状：痰多色稀白或痰色黄稠，喉间有痰声，似水笛哮鸣声，易咳出等。在治疗的同时，通过中医疗法刺激穴位也可以缓解或治疗咳嗽。

## 基础拔罐手法

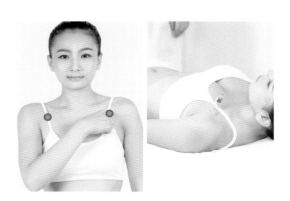

### 1 中府拔罐

将气罐拔在中府穴上，留罐10～15分钟，以局部皮肤泛红、充血为度。

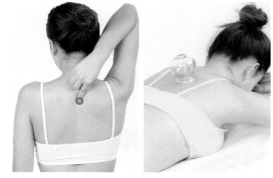

### 2 身柱拔罐

点燃棉球后，伸入罐内旋转一圈马上抽出，将火罐扣在身柱穴上，留罐15分钟，以局部皮肤潮红为度。

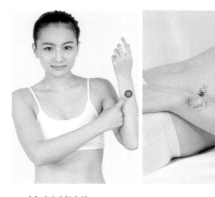

### 3 外关拔罐

将气罐吸附在外关穴上，留罐15分钟，以局部皮肤潮红为度。

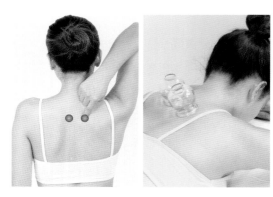

### 4 肺俞拔罐

将火罐扣在肺俞穴上，留罐10分钟，以局部皮肤潮红为度。

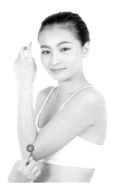
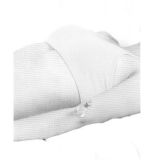
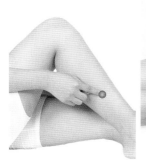
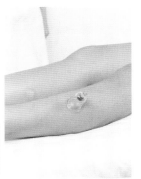

## 5 曲池拔罐

将气罐吸附在曲池穴上，留罐15分钟，以被拔罐部位充血为度。

## 6 丰隆拔罐

将气罐吸附在丰隆穴，留罐15分钟，以局部皮肤泛红、充血为度。

# 随证加穴

## 中医辨证分型

①风寒袭肺

咳嗽声重，恶风怕冷，发热或不发热，气急，痰清稀呈泡沫状，或鼻塞流清涕，苔薄白，脉浮或浮紧。

②风热犯肺

咳嗽，痰黄而稠，气粗，或咽痛，口渴，或流黄涕，苔薄黄，脉浮数。

③肺阴亏虚

干咳，咳声短促，痰少黏白，或痰中带血丝，或声音逐渐嘶哑，口干咽燥，常伴有午后潮热，手足心热，夜寐盗汗，口唇干。

### 风寒袭肺——风门

将火罐扣在风门穴上，留罐10～15分钟，皮肤潮红即可。

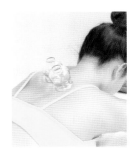

### 风热犯肺——大椎

将火罐扣在大椎穴上，留罐10～15分钟，皮肤泛红即可。

### 肺阴亏虚——膏肓

将火罐扣在膏肓穴上，留罐约15分钟，以皮肤泛红为度。

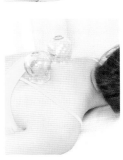

# 发热

扫二维码
看视频

发热是指体温高出正常标准。中医认为，发热可分为外感发热和内伤发热。外感发热见于感冒、伤寒、瘟疫等病症。内伤发热有阴虚发热、阳虚发热、血虚发热、气虚发热等。西医认为常见的发热激活物有来自体外的外致热原，如细菌、病毒、真菌、疟原虫等。一些病症如感冒、炎症、癌症等均可引起发热。

## 基础拔罐手法

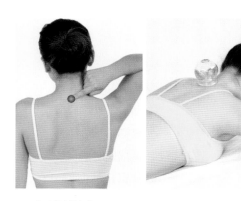
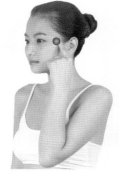

### 1 大椎拔罐

点燃棉球后，伸入罐内旋转一圈马上抽出，将火罐迅速扣在大椎穴上，留罐10~15分钟，以局部皮肤潮红为度。

### 2 太阳拔罐

用拔罐器将气罐吸附在太阳穴上，留罐10~15分钟，以局部皮肤潮红为度。

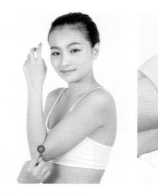
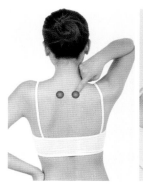
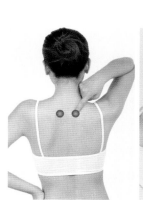
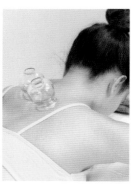

### 3 曲池拔罐

将气罐吸附在曲池穴上，留罐15分钟，以局部皮肤泛红、充血为度。

### 4 风门拔罐

将火罐扣在风门穴上，留罐15分钟，以局部皮肤潮红为度。

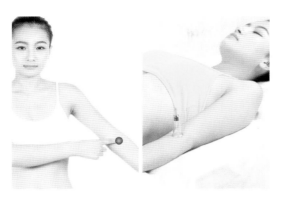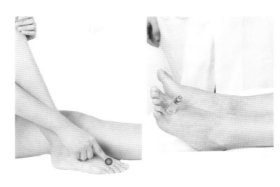

## 5 尺泽拔罐

将气罐吸附在尺泽穴上，留罐15分钟，以局部皮肤潮红为度。

## 6 内庭拔罐

将气罐吸附在内庭穴上，留罐15分钟，以局部皮肤有抽紧感为度。

# 随证加穴

## 中医辨证分型

①气虚发热

长期发热，温度不高，劳累后症状加重，伴见容易疲乏，少气懒言，动则汗出，易感冒等症状。

②阴虚发热

午后潮热，或者夜间发热，不欲近衣，手足心热，烦躁，失眠多梦，盗汗，口干咽燥，舌质红，或有裂纹。

③血虚发热

一般在产后大出血、吐血、便血、外伤大出血后，时有低热，伴见面色苍白，口唇指甲淡白，头晕眼花。

### 气虚发热——足三里

将气罐吸附在足三里上，留罐15分钟，以皮肤充血为度。

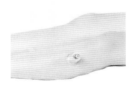

### 阴虚发热——肝俞

将火罐扣在肝俞穴上，留罐10～15分钟。

### 血虚发热——血海

将火罐吸附在血海穴上，留罐15分钟，以皮肤潮红为度。

# 肺炎

扫二维码
看视频

肺炎是指终末气道、肺泡和肺间质等组织病变所发生的炎症。主要临床表现为寒战、高热、咳嗽、咳痰或深呼吸和咳嗽时，有少量痰或大量的痰，部分患者可伴胸痛或呼吸困难。病情严重者可能并发肺水肿、败血症、感染性休克、支气管扩张等疾病。本病起病急，自然病程是7～10天。

## 基础拔罐手法

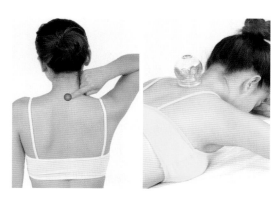

### 1 大椎拔罐

点燃棉球后，伸入罐内旋转一圈马上抽出，将火罐扣在大椎穴上，留罐10分钟，以局部皮肤泛红、充血为度。

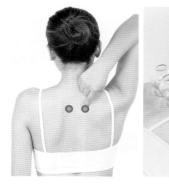

### 2 肺俞拔罐

点燃棉球后，伸入罐内旋转一圈马上抽出，将火罐扣在肺俞穴上，留罐10分钟，以局部皮肤潮红为度。

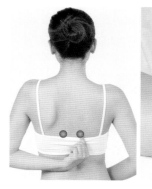

### 3 膈俞拔罐

将火罐扣在膈俞穴上，留罐10分钟，以被拔罐部位充血，有少量瘀血被拔出为度。

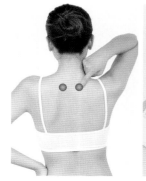
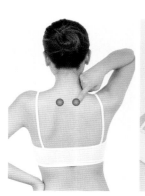

### 4 风门拔罐

将火罐扣在风门穴上，留罐15分钟，以局部皮肤潮红为度。

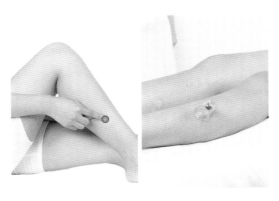
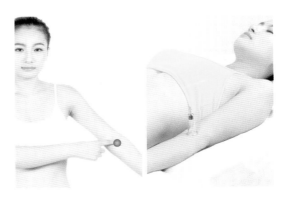

## 5 丰隆拔罐

将气罐吸附在丰隆穴，留罐15分钟，以局部皮肤泛红、充血为度。

## 6 尺泽拔罐

将气罐吸附在尺泽穴上，留罐10分钟，以被拔罐部位充血为度。

# 随证加穴

### 中医辨证分型

①风热袭肺

发热畏寒，头痛，咽痛，咳嗽，痰黄黏，胸痛不适。多见于细菌性肺炎早期和病毒性、支原体性、霉菌性肺炎。

②外寒里热

恶寒发热，高热不退，汗出而热不退，咳嗽气急，气粗，咯痰黄稠或咯铁锈色痰，胸痛，口渴烦躁，大便干燥。多见于细菌性肺炎大片实变期。

③正虚邪恋

咳嗽无力，低热自汗或盗汗，手足心发热，神疲乏力，四肢疲软。

### 风热袭肺——曲池

将气罐吸附在曲池穴上，留罐15分钟，以皮肤充血为度。

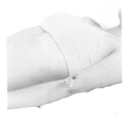

### 外寒里热——身柱

将火罐迅速扣在身柱穴上，留罐15分钟，以皮肤潮红为度。

### 正虚邪恋——关元

将气罐吸附在关元穴上，留罐约15分钟，以皮肤充血为度。

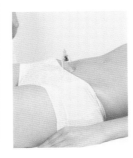
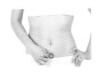

# 慢性咽炎

扫二维码
看视频

慢性咽炎是一种病程发展缓慢的慢性炎症。患者自觉喉内干燥不适，有黏稠样分泌物，不易咳出，故常伴有恶心、咽痛等症状。本病常与邻近器官疾病或全身性疾病并存，如鼻窦炎、腺样体残留等，可能使鼻咽部长期受到刺激以致发炎。

## 基础拔罐手法

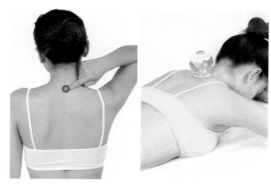

### 1 大椎拔罐

点燃棉球后，伸入罐内旋转一圈马上抽出，将火罐扣在大椎穴上，留罐10分钟，以局部皮肤泛红、充血为度。

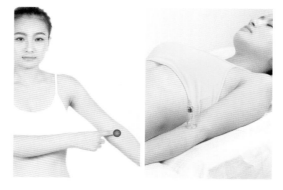

### 2 尺泽拔罐

将气罐吸附在尺泽穴上，留罐10分钟，以局部皮肤潮红为度。

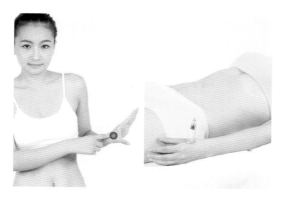

### 3 合谷拔罐

将气罐吸附在合谷穴上，留罐10分钟，以局部皮肤潮红为度。

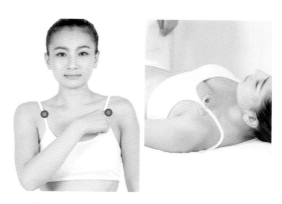

### 4 中府拔罐

将气罐拔在中府穴上，留罐10～15分钟，以局部皮肤泛红、充血为度。

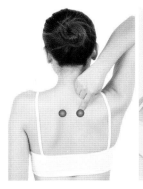
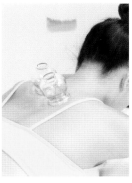
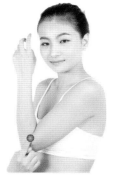
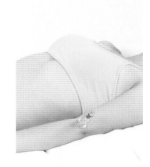

## 5 肺俞拔罐

将火罐扣在肺俞穴上，留罐15分钟，以被拔罐部位充血、发紫，并有少量瘀血被拔出为度。

## 6 曲池拔罐

用拔罐器将气罐吸附在曲池穴上，留罐10～15分钟，以穴位处充血，并有少量瘀血被拔出为度。

# 随证加穴

## 中医辨证分型

①虚火上炎
咽部不适，痛势隐隐，有异物感，痰黏，量少，伴有午后烦热，腰腿酸软，舌质红，脉象细数。

②痰阻血瘀
咽部干涩，痛呈刺痛，咽肌膜深红，常因频频清嗓而恶心不适。舌质红，或舌上有瘀点、瘀斑，苔黄腻，脉滑而数。

③阴虚津枯
咽痒干燥，灼热痛，饮水后疼痛可暂缓，异物感明显，夜间多梦，耳鸣眼花，舌质红少津，脉细数。

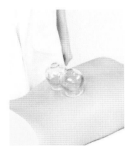

### 虚火上炎——肝俞

将火罐扣在肝俞穴上，留罐10～15分钟。

### 痰阻血瘀——膈俞

将火罐迅速扣在膈俞穴上，留罐10分钟，以皮肤充血为度。

### 阴虚津枯——涌泉

将气罐吸附在涌泉穴上，留罐10～15分钟。

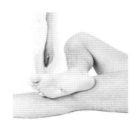

# 支气管炎

扫二维码
看视频

支气管炎是指气管、支气管黏膜及其周围组织的慢性非特异性炎症，临床上以长期咳嗽、咳痰、喘息以及反复呼吸道感染为特征。部分患者起病之前先有急性上呼吸道感染（如急性咽喉炎、感冒等）症状。

## 基础拔罐手法

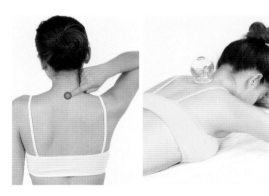

### 1 大椎拔罐

将火罐扣在大椎穴上，使其与皮肤牢固吸住，留罐10～15分钟，以局部皮肤泛红、充血为度。

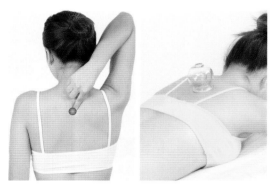

### 2 身柱拔罐

将火罐扣在身柱穴上，留罐15分钟，以被拔罐部位充血、发紫，并有少量瘀血被拔出为度。

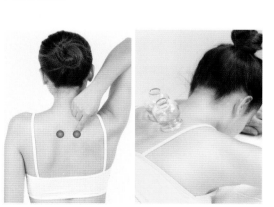

### 3 肺俞拔罐

将火罐扣在肺俞穴上，使其与皮肤牢固吸住，留罐10～15分钟，皮肤泛红即可。

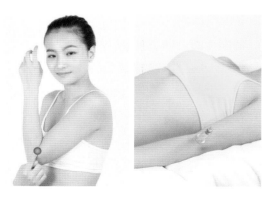

### 4 曲池拔罐

将气罐吸附在曲池穴上，留罐15分钟，以被拔罐部位充血为度。

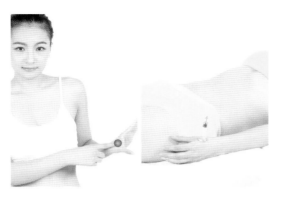
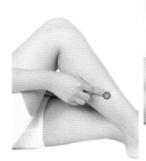
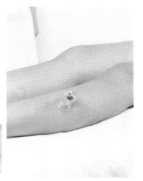

### 5 合谷拔罐

将气罐吸附在合谷穴上，留罐15分钟，以被拔罐部位充血、发紫，并有少量瘀血被拔出为度。

### 6 丰隆拔罐

将气罐吸附在丰隆穴，留罐15分钟，以局部皮肤泛红、充血为度。

## 随证加穴

### 中医辨证分型

①燥热伤肺

干咳作呛，无痰或痰少不易咯出，咽痒，咽喉干痛，唇鼻干燥，口干，或伴鼻塞头痛，怕冷，身热等表证。

②痰湿蕴肺

咳嗽反复发作，痰多色白，咯痰黏稠，胸闷脘痞，食欲不振，腹胀。

③脾肾阳虚

咳嗽而喘，咯痰稀薄，胸闷气短，甚至喉中鸣鸣，动则心悸，畏寒肢冷足肿，进食减少，腰膝酸软。

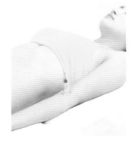

### 燥热伤肺——尺泽

用拔罐器将气罐拔在尺泽穴上，留罐10～15分钟。

### 痰湿蕴肺——中府

用拔罐器将气罐拔在中府穴上，留罐10～15分钟。

### 脾肾阳虚——肾俞

将火罐迅速扣在肾俞穴上，留罐15分钟，皮肤抽紧即可。

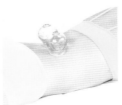

# 哮喘

扫二维码
看视频

哮喘是一种常见的气道慢性炎症性疾病，主要特征是多变和复发的症状、可逆性气流阻塞和支气管痉挛。常常表现为喘息、气促、咳嗽、胸闷等症状突然发生，或原有症状急剧加重，常有呼吸困难症状，以呼气量降低为其发病特征。这些症状经常在患者接触灰尘、宠物、花粉等刺激性气体或变应原之后发作。

## 基础拔罐手法

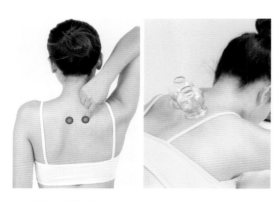

### 1 肺俞拔罐

将火罐扣在肺俞穴上，留罐15分钟，以被拔罐部位充血、发紫，并有少量瘀血被拔出为度。

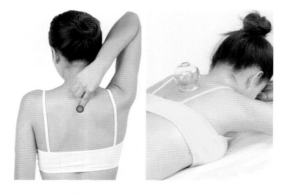

### 2 身柱拔罐

将火罐扣在身柱穴上，留罐15分钟，以被拔罐部位充血、发紫，并有少量瘀血被拔出为度。

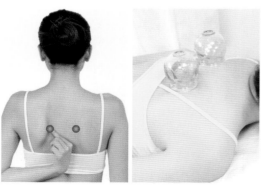

### 3 膏肓拔罐

将火罐扣在膏肓穴上，留罐15分钟，以局部皮肤泛红、充血为度。

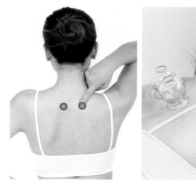

### 4 风门拔罐

将火罐扣在风门穴上，留罐15分钟，以局部皮肤潮红为度。

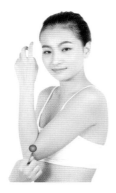
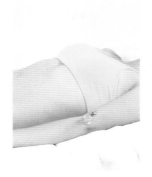
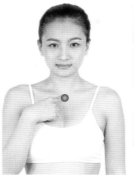
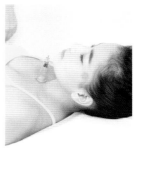

## 5 曲池拔罐

用拔罐器将气罐吸附在曲池穴上，留罐10～15分钟，以穴位处充血，并有少量瘀血被拔出为度。

## 6 天突拔罐

将气罐吸附在天突穴上，留罐10分钟，以局部皮肤有酸胀痛感为佳。

## 随证加穴

### 中医辨证分型

**①肺卫虚弱**

自汗，怕风，常易感冒，每因气候变化而诱发，发前打喷嚏，鼻塞，流清涕，气短声低，或喉中常有轻度哮鸣音，咯痰清稀色白。

**②脾气虚弱**

平素食少脘痞，大便稀，或食油腻食物容易腹泻，往往因饮食不当而诱发，伴见倦怠乏力，气短，语言无力。

**③肾元不足**

平素短气息促，动则加剧，吸气不利，心慌，头晕，耳鸣，腰酸腿软，劳累后哮喘易发。

### 肺卫虚弱——气海

用拔罐器将火罐吸附在气海穴上，留罐10分钟。

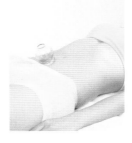

### 脾气虚弱——脾俞

将火罐迅速扣在脾俞穴上，留罐10分钟，以皮肤充血为度。

### 肾元不足——关元

将气罐吸附在关元穴上，留罐15分钟，以皮肤泛红为度。

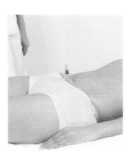
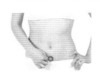

# 胸闷

扫二维码
看视频

胸闷，可轻可重，是人自己的一种主观感觉，一种自觉胸部闷胀及呼吸不畅的感觉。轻者可能是神经官能性的，即心脏、肺的功能失调引起的，经西医诊断无明显器质性病变。严重者为心肺二脏疾患引起，可由冠心病、心肌供血不足或慢性支气管炎、肺气肿、肺心病等导致，此类经西医诊断有明显的器质性病变。

## 基础拔罐手法

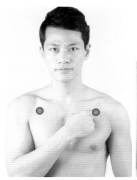
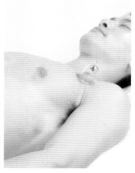
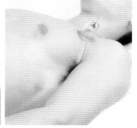

### 1 中府拔罐

用拔罐器将气罐拔在中府穴上，留罐10~15分钟，以局部皮肤有抽紧感、泛红、充血为度。

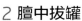
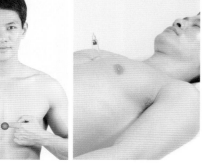

### 2 膻中拔罐

用拔罐器将气罐吸拔在膻中穴上，留罐10~15分钟，以局部皮肤有抽紧感、泛红、充血为度。

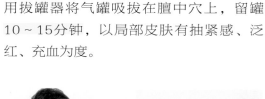
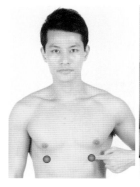
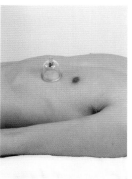

### 3 期门拔罐

用拔罐器将气罐拔在期门穴上，留罐10~15分钟，以局部皮肤泛红为度。

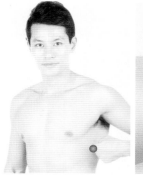
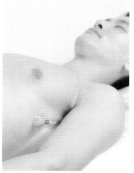

### 4 大包拔罐

用拔罐器将气罐吸附在大包穴上，留罐10~15分钟，以局部皮肤充血为度。

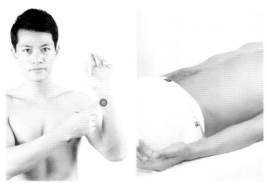
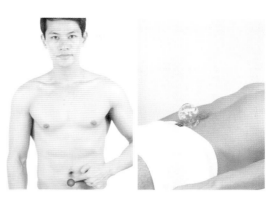

### 5 内关拔罐

将气罐吸附在内关穴上，留罐15分钟，以局部皮肤泛红、充血为度。

### 6 气海拔罐

点燃棉球后，伸入玻璃罐内旋转一圈后马上抽出，将火罐迅速吸附在气海穴上，留罐15分钟，以局部皮肤泛红、充血为度。

## 随证加穴

### 中医辨证分型

①痰浊内蕴

胸闷如窒，胸痛，或痛引肩背，伴见气短喘促，肢体沉重，形体肥胖，痰多，苔浊腻，脉滑。

②心脉痹阻

胸部疼痛，呈针刺样痛，痛处固定不移，夜间加剧，舌质紫暗，有瘀斑，脉象沉。

③气滞心胸

心胸满闷，隐痛，呈阵发性，痛无定处，伴见两肋疼痛，经常叹气，每遇情志因素诱发或加重，舌红，苔薄，脉细弦。

### 痰浊内蕴——足三里

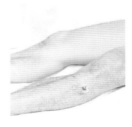

将气罐吸附在足三里上，留罐15分钟，以皮肤充血为度。

### 心脉痹阻——心俞

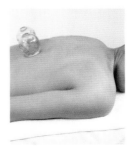

将火罐扣在心俞穴上，留罐10～15分钟。

### 气滞心胸——肝俞

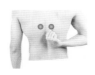

将火罐扣在肝俞穴上，留罐10～15分钟。

# 呕吐

扫二维码
看视频

呕吐是临床常见病症，既可单独为患，亦可见于多种疾病，是机体的一种防御反射动作。可分为三个阶段，即恶心、干呕和呕吐。恶心常为呕吐的前驱症状，表现为上腹部特殊不适感，常伴有头晕、流涎。呕吐常有诱因，如饮食不节，情志不遂，以及闻及不良气味等因素，皆可诱发呕吐，或使呕吐加重。

## 基础拔罐手法

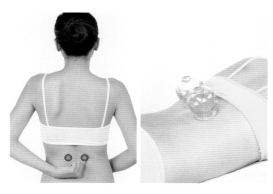

### 1 胃俞拔罐

点燃棉球后，伸入罐内旋转一圈马上抽出，将火罐扣在胃俞穴上，留罐15分钟，以局部皮肤泛红、充血为度。

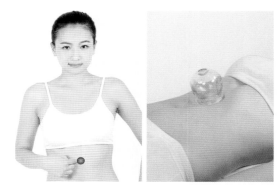

### 2 中脘拔罐

点燃棉球后，伸入玻璃罐内旋转一圈马上抽出，将火罐迅速吸附在中脘穴上，留罐15分钟，以局部皮肤泛红、充血为度。

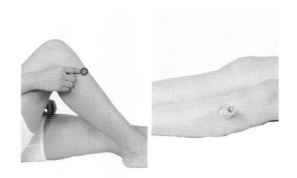

### 3 足三里拔罐

用拔罐器将气罐吸附在足三里穴上，留罐15分钟，以局部皮肤潮红为度。

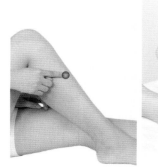

### 4 上巨虚拔罐

用拔罐器将气罐吸附在上巨虚穴上，留罐15分钟，以局部皮肤潮红为度。

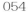

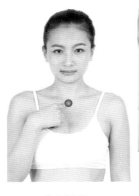
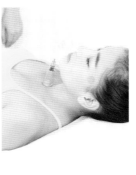
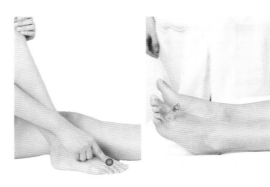

### 5 天突拔罐

将气罐吸附在天突穴上，留罐15分钟，以局部皮肤有抽紧感为度。

### 6 内庭拔罐

将气罐吸附在内庭穴上，留罐15分钟，以局部皮肤有抽紧感为度。

## 随证加穴

### 中医辨证分型

①痰饮内阻
呕吐多为清水、痰涎，胃脘满闷，吃饭不香，头晕眼花，心悸，苔白腻，脉滑。

②肝气犯胃
呕吐吞酸，嗳气频繁，胸胁闷痛，腹痛即泻，大便不成形，酸腐臭秽，舌边红，苔白腻，脉弦。

③脾胃虚寒
饮食稍微不注意，即易呕吐，时作时止，面色苍白或面色萎黄，倦怠乏力，口干而不欲饮，四肢不温，大便溏薄。

### 痰饮内阻——丰隆

将气罐吸附在丰隆穴上，留罐15分钟，以皮肤泛红为度。

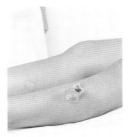

### 肝气犯胃——肝俞

将火罐迅速扣在肝俞穴上，留罐10～15分钟。

### 脾胃虚寒——脾俞

将火罐扣在脾俞穴上，留罐10～15分钟，皮肤泛红即可。

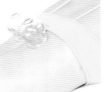

# 胃痛

扫二维码
看视频

胃是人体内重要的消化器官之一。胃痛是指上腹胃脘部近心窝处发生的疼痛，是临床上一种很常见的病症。实际上引起胃痛的原因有很多，有一些还是非常严重的疾病，常见于急慢性胃炎，胃、十二指肠溃疡病，胃黏膜脱垂，胃下垂，胰腺炎，胆囊炎及胆石症等疾病。

## 基础拔罐手法

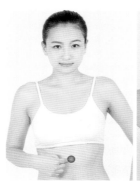
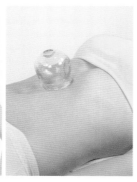

### 1 中脘拔罐

点燃棉球后，伸入罐内旋转一圈马上抽出，将火罐迅速扣在中脘穴上，留罐10～15分钟，以局部皮肤潮红为度。

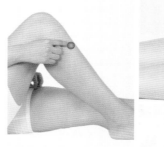
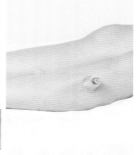

### 2 足三里拔罐

用拔罐器将气罐吸附在足三里穴上，留罐15分钟，以局部皮肤潮红为度。

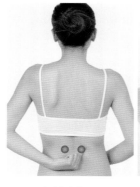
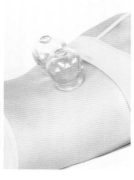

### 3 胃俞拔罐

将火罐扣在胃俞穴上，留罐10分钟，以被拔罐部位充血，有少量瘀血被拔出为度。

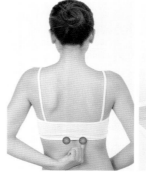
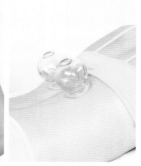

### 4 脾俞拔罐

将火罐扣在脾俞穴上，留罐10～15分钟，以局部皮肤泛红、充血为度。

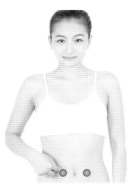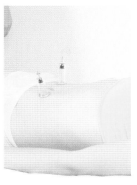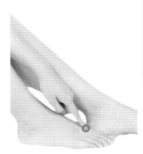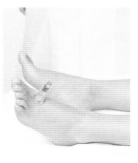

## 5 天枢拔罐

用拔罐器将气罐吸附在天枢穴上，留罐10～15分钟，以局部皮肤潮红为度。

## 6 太冲拔罐

用拔罐器将气罐吸附在太冲穴上，留罐约15分钟，以局部皮肤泛红、充血为度。

# 随证加穴

## 中医辨证分型

①胃阴不足

胃脘灼热隐痛，感觉到饥饿而不思饮食，进食后疼痛加重，口干不欲饮水，舌红，少苔，脉细数。

②瘀血停滞

胃痛拒按，疼痛呈针刺样，痛有定处，食后疼痛加剧，或见呕血便黑，舌质紫暗或舌上有瘀斑、点，脉细涩。

③脾胃虚弱

胃痛隐隐，泛吐清水，食欲不佳，神疲，或手足不温，大便溏薄，苔薄白，脉虚弱或迟缓。

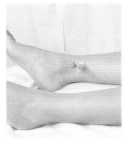

### 胃阴不足——三阴交

用拔罐器将气罐吸附在三阴交穴，留罐15分钟。

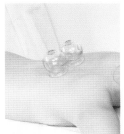

### 瘀血停滞——膈俞

将火罐迅速扣在膈俞穴上，留罐15分钟，皮肤泛红即可。

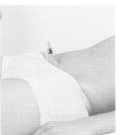

### 脾胃虚弱——关元

将气罐吸附在关元穴上，留罐约15分钟，以皮肤充血为宜。

# 消化不良

消化不良是指具有上腹痛、上腹胀、嗳气、食欲不振、恶心、呕吐等不适症状的一组临床综合征。长期消化不良易导致肠内平衡紊乱，出现腹泻、便秘、腹痛和胃癌等。消化不良者平常要注意自己的饮食，不宜食用油腻、辛辣、刺激的食物。

## 基础拔罐手法

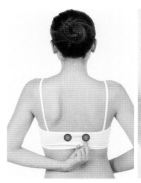 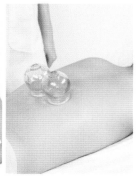 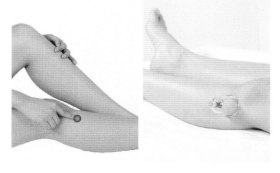

### 1 肝俞拔罐

点燃棉球后，伸入罐内旋转一圈马上抽出，将火罐迅速扣在肝俞穴上，留罐10~15分钟。

### 2 阳陵泉拔罐

用拔罐器将气罐吸附在阳陵泉穴上，留罐15分钟，以局部皮肤泛红、充血为度。

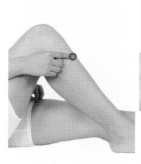 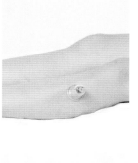 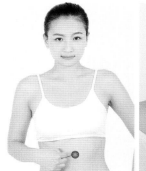 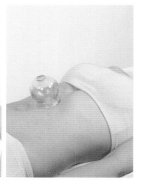

### 3 足三里拔罐

用拔罐器将气罐吸附在足三里穴上，留罐15分钟，以局部皮肤泛红、充血为度。

### 4 中脘拔罐

将火罐吸附在中脘穴上，留罐10分钟，以局部皮肤有酸胀痛感为佳。

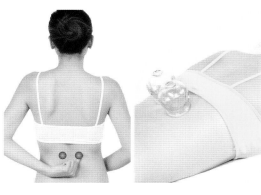
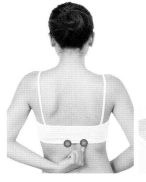
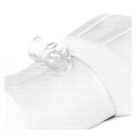

## 5 胃俞拔罐

点燃棉球后，伸入罐内旋转一圈马上抽出，将火罐扣在胃俞穴上，留罐15分钟，以局部皮肤泛红、充血为度。

## 6 脾俞拔罐

点燃棉球后，伸入罐内旋转一圈马上抽出，将火罐迅速扣在脾俞穴上，留罐10～15分钟，以皮肤泛红、充血为度。

## 随证加穴

### 中医辨证分型

①肝火犯胃

胃脘胀痛，脘痛连胁，胸脘痞满，食欲不振，喜叹息，烦躁易怒，或焦虑失眠，随情志因素而变化，舌苔薄白，脉弦。

②痰湿内停

胸腹满闷，不思饮食，或呕吐痰涎清水，舌苔白腻或黄腻，或为齿痕舌，脉滑。

③脾胃虚弱

胃脘痞满，餐后早饱，不思饮食，口淡无味，四肢乏力、沉重，常腹泻，舌苔白腻，脉沉濡缓。

### 肝火犯胃——太冲

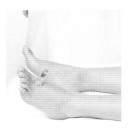

将气罐吸附在太冲穴上，留罐15分钟，以皮肤充血为度。

### 痰湿内停——丰隆

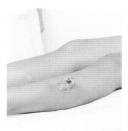

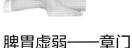

将气罐吸附在丰隆穴上，留罐15分钟，以皮肤泛红为度。

### 脾胃虚弱——章门

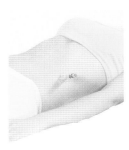

用拔罐器将气罐吸拔在章门穴上，留罐15分钟。

# 打嗝

扫二维码
看视频

打嗝，中医称之为呃逆，是指气从胃中上冲，于喉间频频作声，声音急而短促，是生理上常见的一种现象，由膈痉挛收缩引起。呃逆的原因有很多种，一般病情不重，可自行消退。中医辨证时可分为胃寒积滞、胃火上逆、气逆痰阻、肝气郁滞、胃阴不足等症状。

## 基础拔罐手法

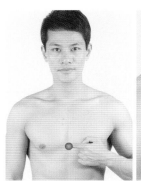
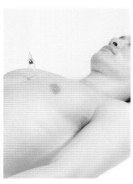

### 1 膻中拔罐

将气罐吸附在膻中穴上，留罐15分钟，以被拔罐部位充血、发紫，并有少量瘀血被拔出为度。

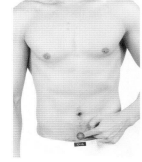
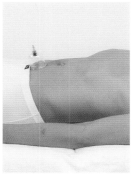

### 2 关元拔罐

用拔罐器将气罐迅速吸附在关元穴上，留罐15分钟，以局部皮肤潮红为度。

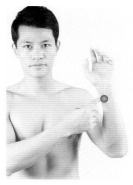
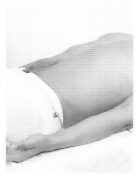

### 3 内关拔罐

将气罐吸附在内关穴上，留罐15分钟，以局部皮肤潮红为度。

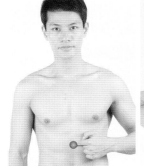
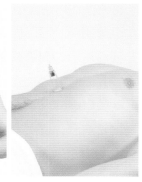

### 4 中脘拔罐

将气罐吸附在中脘穴上，留罐10分钟，以被拔罐部位充血为度。

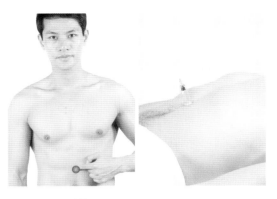
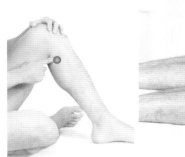

## 5 建里拔罐

用拔罐器将气罐迅速吸拔在建里穴上，留罐10分钟，以被拔罐部位泛红、充血，或有紫红色瘀斑为度。

## 6 阴陵泉拔罐

用拔罐器将气罐吸附在阴陵泉穴上，留罐15分钟，以局部皮肤有抽紧感，或局部皮肤泛红、充血为度。

### 随证加穴

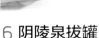

**中医辨证分型**

①胃火上逆
打嗝声洪亮有力，冲逆而出，口臭，烦渴，多喜冷饮，脘腹满闷，大便秘结，小便短赤，舌红，苔黄燥，脉滑数。

②胃寒积滞
打嗝声沉缓有力，膈间及胃脘不舒，得热则减，遇寒则加剧，食欲减少，口不渴，苔白润，脉迟缓。

③肝气郁滞
打嗝声连续，常因情志不畅诱发或加重，胸胁满闷，嗳气，饭量减少，舌苔白，脉弦。

### 胃火上逆——天枢

将气罐吸附在天枢穴上，留罐15分钟，以皮肤潮红为度。

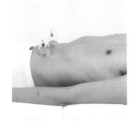

### 胃寒积滞——胃俞

将火罐迅速扣在胃俞穴上，留罐15分钟，以皮肤泛红为度。

### 肝气郁滞——期门

将气罐吸附在期门穴上，留罐15分钟，以皮肤泛红为度。

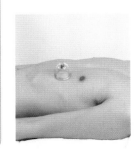

# 腹胀

扫二维码<br>看视频

腹胀是一种常见的消化系统症状，引起腹胀的原因主要见于胃肠道胀气，各种原因所致的腹水、腹腔肿瘤等。正常人胃肠道内可有少量气体（约150毫升），当进入胃内空气过多或消化吸收功能不良导致胃肠道内产气过多，而肠道内的气体又不能从肛门排出体外时，则可导致腹胀。

## 基础拔罐手法

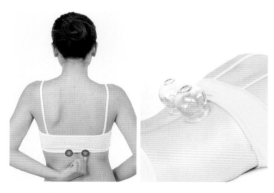
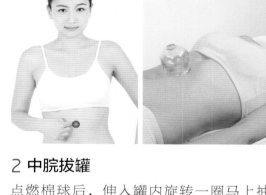

### 1 脾俞拔罐

将火罐扣在脾俞穴上，留罐10分钟，以被拔罐部位充血、发紫，并有少量瘀血被拔出为度。

### 2 中脘拔罐

点燃棉球后，伸入罐内旋转一圈马上抽出，将火罐吸附在中脘穴上，15分钟后，将罐取下，以局部皮肤泛红、充血为度。

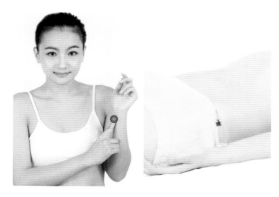
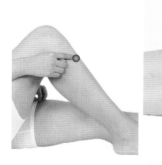
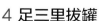

### 3 内关拔罐

用拔罐器将气罐吸附在内关穴上，15分钟后，将罐取下，以局部皮肤泛红为度。

### 4 足三里拔罐

将气罐吸附在足三里上，留罐15分钟，以被拔罐部位充血，有少量瘀血被拔出为度。

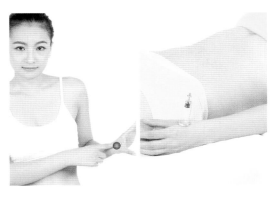
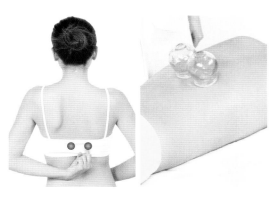

## 5 合谷拔罐

用拔罐器迅速将气罐吸附在合谷穴上,留罐10分钟,以局部皮肤潮红为度。

## 6 肝俞拔罐

点燃棉球后,伸入罐内旋转一圈马上抽出,将火罐迅速扣在肝俞穴上,留罐10～15分钟,皮肤发红即可。

## 随证加穴

▼

### 中医辨证分型

①腑气不通

腹部胀满疼痛,不能按压,按压则胀痛加重,伴见便秘,口臭,舌红苔黄,脉滑数。

②脾虚湿困

脘腹痞闷胀痛,恶心呕吐,食欲不振,头身困重,肢体浮肿,小便短少或短黄,大便溏稀或者泄泻,妇女带下清稀、量多。

③肝气郁滞

脘腹胀满疼痛,痛及两胁,多因情志不畅诱发或加重,或伴见呕吐吞酸,经常叹气,饮食减少,舌质淡红,苔薄白。

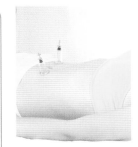

### 腑气不通——天枢

将气罐吸附在天枢穴上,留罐10～15分钟,皮肤潮红即可。

### 脾虚湿困——阴陵泉

将气罐吸附在阴陵泉穴上,留罐15分钟,皮肤酸胀即可。

### 肝气郁滞——太冲

将气罐吸附在太冲穴上,留罐15分钟,以皮肤泛红为度。

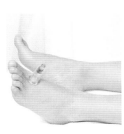

# 腹泻

扫二维码
看视频

腹泻是大肠疾病最常见的一种症状，主要表现为排便次数明显超过日常习惯的排便次数，粪质稀薄，水分增多，每日排便总量超过200克。正常人群每天只需排便1次，且大便成形，颜色呈黄褐色。腹泻主要分为急性腹泻与慢性腹泻，急性腹泻发病时为一至两个星期，但慢性腹泻发病则在两个月以上。

## 基础拔罐手法

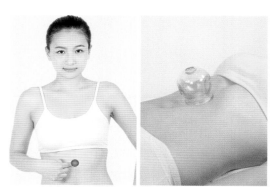

### 1 中脘拔罐

点燃棉球后，伸入罐内旋转一圈马上抽出，将火罐迅速扣在中脘穴上，留罐10~15分钟，以局部皮肤潮红为度。

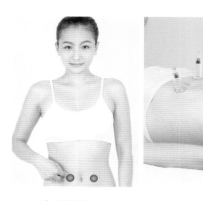

### 2 天枢拔罐

用拔罐器将气罐吸附在两侧天枢穴上，留罐10~15分钟，以局部皮肤有抽紧感、潮红、充血为度。

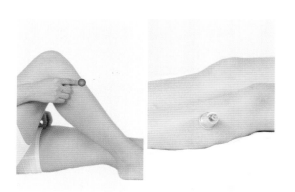

### 3 足三里拔罐

用拔罐器将气罐吸附在足三里穴上，留罐15分钟，以局部皮肤潮红为度。

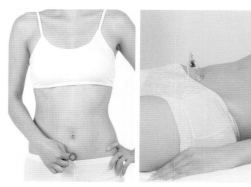

### 4 关元拔罐

将气罐吸附在关元穴上，留罐15分钟，以局部皮肤泛红、充血为度。

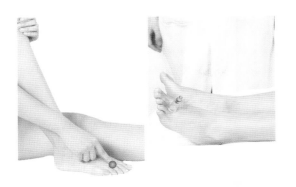
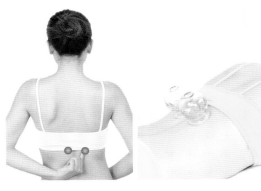

## 5 内庭拔罐

将气罐吸附在内庭穴上，留罐15分钟，以局部皮肤有抽紧感为度。

## 6 脾俞拔罐

点燃棉球后，伸入罐内旋转一圈马上抽出，将火罐迅速扣在脾俞穴上，留罐10～15分钟，以局部皮肤充血为度。

## 随证加穴

### 中医辨证分型

①肝脾不调

胸胁、乳房、少腹胀闷窜痛，爱叹气，情志抑郁或易怒，遇怒则诸症加重，腹胀，腹泻，泻必腹痛，泻后痛减。

②肾阳虚衰

天亮时，肠鸣脐痛，泻后痛减，大便稀薄，混杂不消化食物，四肢不温，腰膝酸软，小便清长，夜尿频多。

③脾虚湿困

脘腹痞闷胀痛，泛恶欲吐，面色萎黄，神疲乏力，饮食减少，粪质稀薄，头身困重，肢体浮肿，小便短少或短黄。

### 肝脾不调——肝俞

将火罐迅速扣在肝俞穴上，留罐10～15分钟。

### 肾阳虚衰——肾俞

将火罐迅速扣在肾俞穴上，留罐15分钟，以皮肤充血为度。

### 脾虚湿困——阴陵泉

将气罐吸附在阴陵泉穴上，留罐15分钟，皮肤泛红即可。

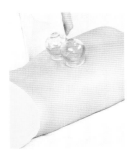
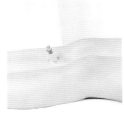

# 便秘

扫二维码
看视频

便秘是临床常见的复杂症状，而不是一种疾病，主要表现为排便次数减少，粪便量减少，粪便干结，排便费力等。引起功能性便秘的原因有：饮食不当，如饮水过少或进食含纤维素的食物过少；生活压力过大，精神紧张；滥用泻药，对药物产生依赖；结肠运动功能紊乱；年老体虚，排便无力等。

## 基础拔罐手法

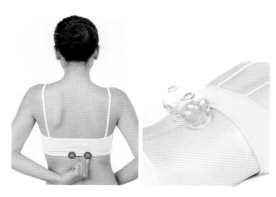

### 1 脾俞拔罐

点燃棉球后，伸入罐内旋转一圈马上抽出，将火罐迅速扣在脾俞穴上，留罐10～15分钟，以局部皮肤充血为度。

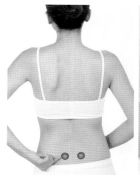

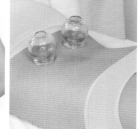

### 2 大肠俞拔罐

点燃棉球后，伸入罐内旋转一圈马上抽出，将火罐迅速扣在大肠俞穴上，留罐10～15分钟，以局部皮肤潮红为度。

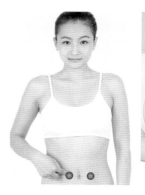

### 3 天枢拔罐

用拔罐器将气罐吸附在两侧天枢穴上，留罐10～15分钟，以皮肤潮红为度。

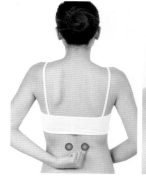

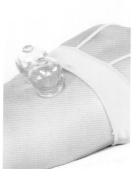

### 4 胃俞拔罐

将火罐扣在胃俞穴上，留罐15分钟，以局部皮肤有酸胀痛感为佳。

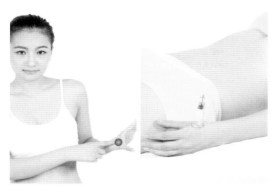

## 5 合谷拔罐

用拔罐器将气罐迅速吸附在合谷穴上，留罐10分钟，以局部皮肤潮红为度。

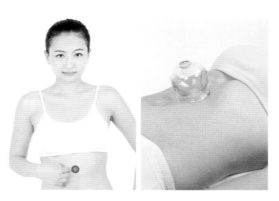

## 6 中脘拔罐

点燃棉球后，伸入罐内旋转一圈马上抽出，将火罐迅速扣在中脘穴上，留罐10～15分钟，以局部皮肤潮红为度。

# 随证加穴

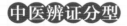

## 中医辨证分型

**①气机郁滞**

大便秘结，欲便不得，嗳气频作，胸胁痞满，严重者出现腹中胀痛，进食减少，苔薄腻，脉弦。

**②气虚便秘**

虽有便意，临厕努挣乏力，挣则汗出短气，排便困难，便后疲乏无力，大便并不干硬，面色苍白。

**③血虚便秘**

大便秘结，干燥难出，面色无华，头晕眼花，心悸，唇甲色淡，舌淡，脉细涩。

### 气机郁滞——太冲

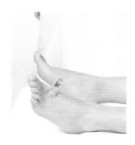

将气罐吸附在太冲穴上，留罐15分钟，以皮肤充血为度。

### 气虚便秘——气海

将火罐迅速扣在气海穴上，留罐10分钟，以皮肤潮红为度。

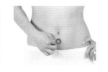

### 血虚便秘——足三里

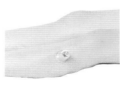

将气罐吸附在足三里穴上，留罐15分钟，以皮肤泛红为度。

# 痢疾

扫二维码
看视频

痢疾又称为肠辟、滞下，为急性肠道传染病之一，临床表现为腹痛、腹泻、里急后重、排脓血便，伴全身中毒等症状。一般起病急，以高热、腹泻、腹痛为主要症状，伴见发生惊厥、呕吐，多为疫毒痢。中医认为，此病由湿热之邪内伤脾胃，致脾失健运，胃失消导，更挟积滞，酝酿肠道而成。

## 基础拔罐手法

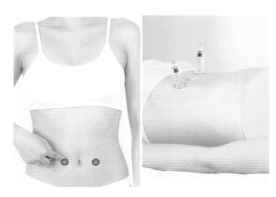

### 1 天枢拔罐

用拔罐器将气罐吸附在两侧天枢穴上，留罐10～15分钟，以局部皮肤潮红为度。

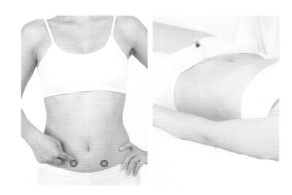

### 2 大巨拔罐

用拔罐器将气罐吸附在大巨穴上，留罐10～15分钟，以局部皮肤潮红为度。

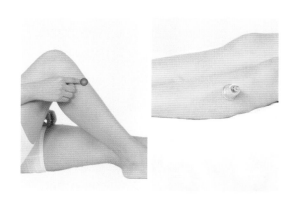

### 3 足三里拔罐

用拔罐器将气罐吸附在足三里穴上，留罐15分钟，以局部皮肤潮红为度。

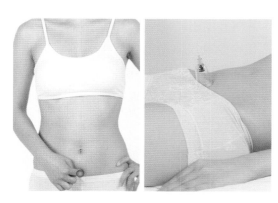

### 4 关元拔罐

将气罐吸附在关元穴上，留罐15分钟，以局部皮肤潮红为度。

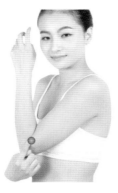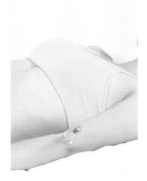

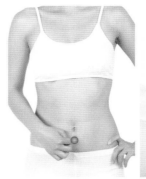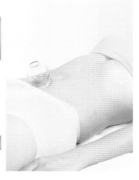

### 5 曲池拔罐

将气罐吸附在曲池穴上，留罐10分钟，以被拔罐部位泛红、充血，并有少量瘀血被拔出为度。

### 6 气海拔罐

点燃棉球后，伸入罐内旋转一圈马上抽出，用火罐法将火罐扣在气海穴上，留罐10分钟，以局部皮肤潮红为度。

## 随证加穴

### 中医辨证分型

①湿热痢

腹部疼痛，腹泻，里急后重，下痢赤白、黏冻或脓血，肛口灼热，小便短赤。多见于典型的急性菌痢。

②寒湿痢

下痢赤白黏冻，白多赤少，伴有腹痛拘急，里急后重，口淡乏味，脘闷不渴，头身困重。多见于急性细菌性痢疾。

③休息痢

久痢不愈，痢下稀薄，带有白冻，时发时止，腹部隐痛，喜温喜按，口淡不渴，食少神疲。多见于慢性迁延性菌痢。

### 湿热痢——阴陵泉

将气罐吸附在阴陵泉穴上，留罐15分钟，以皮肤泛红为佳。

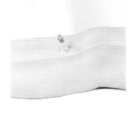

### 寒湿痢——中脘

将火罐迅速扣在中脘穴上，留罐10分钟，以皮肤充血为度。

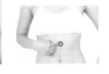

### 休息痢——肾俞

将火罐迅速扣在肾俞穴上，留罐15分钟，以皮肤充血为度。

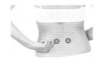

# 痔疮

扫二维码
看视频

痔疮即痔核，是肛门科最常见疾病。临床上分为三种类型：位于齿线以上的为内痔，在肛门齿线以外的为外痔，二者混合存在的称混合痔。其主要表现为：外痔感染发炎或形成血栓外痔时，则局部肿痛。内痔主要表现为便后带血，重者有不同程度的贫血。中医认为本病多由大肠素积湿热，或过食辛辣之物所致。

## 基础拔罐手法

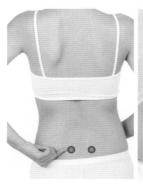
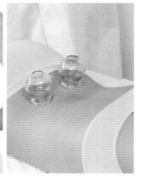

### 1 大肠俞拔罐

点燃棉球后，伸入罐内旋转一圈马上抽出，将火罐迅速扣在大肠俞穴上，留罐10～15分钟，以局部皮肤潮红为度。

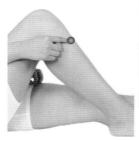
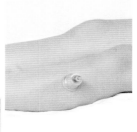
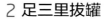

### 2 足三里拔罐

用拔罐器将气罐吸附在足三里穴上，留罐15分钟，以局部皮肤潮红为度。

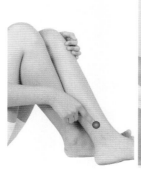
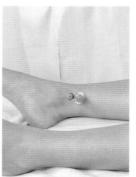

### 3 三阴交拔罐

用拔罐器将气罐吸附在三阴交穴上，留罐15分钟，以局部皮肤泛红、充血为度。

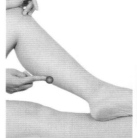
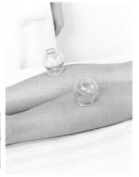

### 4 承山拔罐

取适中火罐，用闪火法将火罐扣在承山穴上，留罐10分钟。

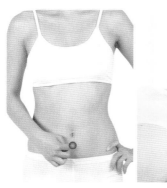
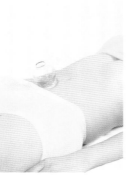
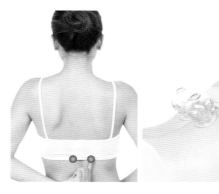

### 5 气海拔罐

点燃棉球后，伸入罐内旋转一圈马上抽出，用火罐法将火罐扣在气海穴上，留罐10分钟，以局部皮肤潮红为度。

### 6 脾俞拔罐

点燃棉球后，伸入罐内旋转一圈马上抽出，将火罐迅速扣在脾俞穴上，留罐10～15分钟，以皮肤泛红、充血为度。

## 随证加穴

### 中医辨证分型

①湿热下注

肛门部出现小肉状突出物，伴有疼痛不适、肿胀，口渴不欲多饮，大便黏腻不爽，小便短赤，舌红，苔黄腻。

②脾虚下陷

肛门部出现小肉状突出物，颜色淡，伴见面色萎黄，唇甲色淡，神疲乏力，动则加剧，腹泻，严重者可见脱肛。

③风伤肠络

大便带血，滴血或喷射而出，血色鲜红，或伴见口干，大便秘结，舌红，苔黄，脉数或脉浮数。

### 湿热下注——阴陵泉

将气罐吸附在阴陵泉穴上，留罐15分钟，以皮肤泛红为佳。

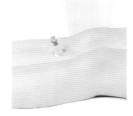

### 脾虚下陷——中脘

将火罐吸附在中脘穴上，留罐10分钟，以皮肤潮红为度。

### 风伤肠络——次髎

将火罐迅速扣在次髎穴上，留罐15分钟，以皮肤泛红为度。

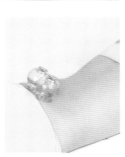

# 脂肪肝

脂肪肝，是指由于各种原因引起的肝细胞内脂肪堆积过多的病变。脂肪性肝病正严重地威胁着国人的健康，已经成为仅次于病毒性肝炎的第二大肝病，已被医学界公认为隐蔽性肝硬化的常见原因。在经常失眠、疲劳、不思茶饭、胃肠功能失调的亚健康人群中，脂肪肝的发病率较高。

## 基础拔罐手法

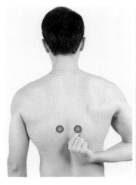
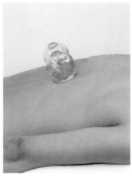

### 1 肝俞拔罐

点燃棉球，伸入罐内旋转一圈马上抽出，将火罐扣在肝俞穴上，留罐10～15分钟，以局部皮肤泛红、充血为度。

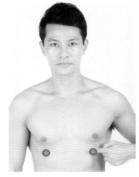
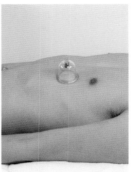

### 2 期门拔罐

将气罐吸附在期门穴上，留罐15分钟，以局部皮肤泛红、充血为度。

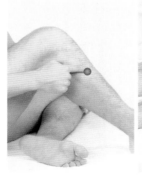
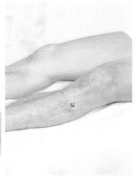

### 3 足三里拔罐

用拔罐器将气罐吸附在足三里穴上，留罐15分钟，以局部皮肤潮红为度。

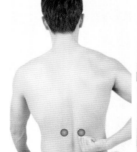
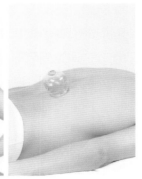

### 4 脾俞拔罐

将火罐扣在脾俞穴上，留罐10～15分钟，以局部皮肤泛红、充血为度。

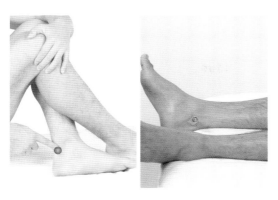
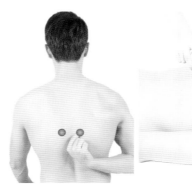

## 5 太溪拔罐

将气罐吸附在太溪穴上，留罐15分钟，以局部皮肤泛红、充血为度。

## 6 膈俞拔罐

点燃棉球后，伸入罐内旋转一圈马上抽出，将火罐扣在膈俞穴上，留罐15分钟，以局部皮肤泛红、充血为宜。

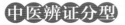

### 随证加穴

### 中医辨证分型

①肝气郁滞

胁肋胀满疼痛，经常叹气，生气或情志不畅时诱发或症状加重，可伴见腹胀疼痛、腹泻等症状。

②脾虚湿盛

患者常有形体肥胖，胸闷，脘腹胀满，食欲不振，嗜睡，神疲乏力，头身困重，舌苔白腻等症状。

③肝肾亏虚

胁肋隐隐作痛，痛则绵绵不休，喜按，伴见手足心发热，口干舌燥，心中烦热，舌红，少苔等。

### 肝气郁滞——章门

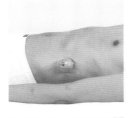

用拔罐器将气罐吸拔在章门穴上，留罐15分钟。

### 脾虚湿盛——阴陵泉

将气罐吸附在阴陵泉上，留罐15分钟，以皮肤泛红为度。

### 肝肾亏虚——三阴交

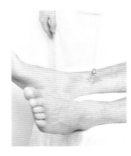

将气罐吸附在三阴交穴上，留罐10分钟，以皮肤潮红为度。

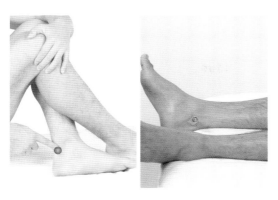

# 慢性胃炎

扫二维码
看视频

慢性胃炎系指不同病因引起的胃黏膜的慢性炎症或萎缩性病变。主要症状有上腹部疼痛、脘腹胀闷、饱胀、烧心、恶心、呕吐及食欲不振等。本病十分常见，占接受胃镜检查病人的80%～90%，男性多于女性，且与年龄相关。

## 基础拔罐手法

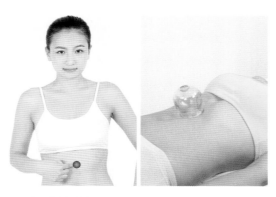

### 1 中脘拔罐

点燃棉球后，伸入罐内旋转一圈马上抽出，将火罐迅速扣在中脘穴上，留罐10～15分钟，以局部皮肤潮红为度。

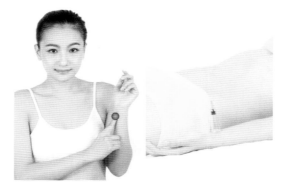

### 2 内关拔罐

将气罐吸附在内关穴上，留罐15分钟，以局部皮肤潮红为度。

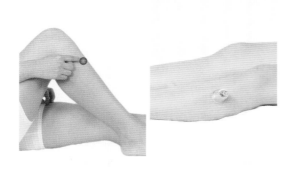

### 3 足三里拔罐

用拔罐器将气罐吸附在足三里穴上，留罐15分钟，以局部皮肤潮红为度。

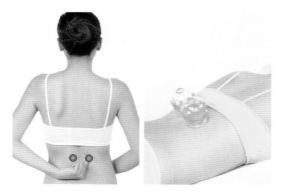

### 4 胃俞拔罐

将火罐扣在胃俞穴上，留罐10分钟，以被拔罐部位充血，有少量瘀血被拔出为度。

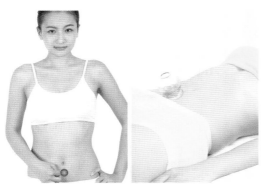

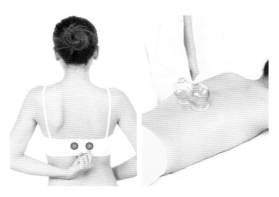

## 5 气海拔罐

点燃棉球后，伸入罐内旋转一圈马上抽出，用火罐法将火罐扣在气海穴上，留罐10分钟，以局部皮肤潮红为度。

## 6 肝俞拔罐

点燃棉球后，伸入罐内旋转一圈后马上抽出，将火罐迅速吸附在肝俞穴上，留罐约15分钟，以被拔罐部位充血为度。

## 随证加穴

### 中医辨证分型

①胃阴不足
胃脘隐痛或灼痛，嘈杂似饥，饥不欲食，口干舌燥，烦渴思饮，干呕呃逆，心烦失眠。

②脾胃虚寒
胃痛隐隐，喜暖喜按，食后胀满，呕吐清涎，进食减少，腹泻，四肢酸软，畏寒喜暖，面色无华，舌质淡红，苔薄白，脉细弱或沉细。

③肝胃气滞
胃脘疼痛，连及胁肋，胀闷不适，食后尤甚，嗳气嘈杂，呕恶泛酸，舌质淡红，苔薄白，脉弦。

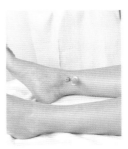

### 胃阴不足——三阴交

将气罐吸附在三阴交穴上，留罐15分钟，皮肤泛红即可。

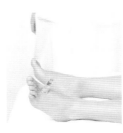

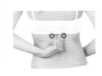

### 脾胃虚寒——脾俞

将火罐扣在脾俞穴上，留罐10～15分钟，皮肤泛红即可。

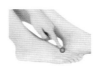

### 肝胃气滞——太冲

将气罐吸附在太冲穴上，留罐15分钟，以皮肤泛红为度。

# 慢性胆囊炎

扫二维码
看视频

慢性胆囊炎是指胆囊慢性炎症性病变，大多数为慢性结石性胆囊炎。本病可由急性胆囊炎反复发作迁延而来，也可慢性起病。本病临床症状常见为右上腹部或心窝部隐痛，饭后饱胀不适、嗳气，进食油腻食物后可有恶心、呕吐等症状。

## 基础拔罐手法

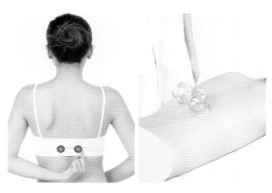

### 1 胆俞拔罐

点燃棉球后，伸入罐内旋转一圈马上抽出，将火罐扣在胆俞穴上，留罐10分钟，以被拔罐部位充血为度。

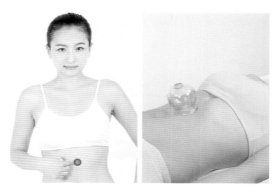

### 2 中脘拔罐

点燃棉球后，伸入罐内旋转一圈后马上抽出，将火罐迅速吸附在中脘穴上，留罐约10分钟，以局部皮肤潮红为度。

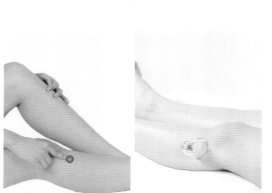

### 3 阳陵泉拔罐

将气罐吸附在阳陵泉穴上，留罐10分钟，以被拔罐部位充血为度。

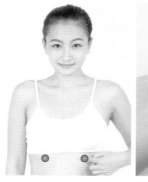
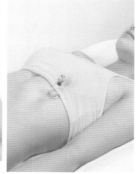

### 4 期门拔罐

取适宜气罐，用拔罐器将气罐吸附在期门穴上，留罐10分钟。

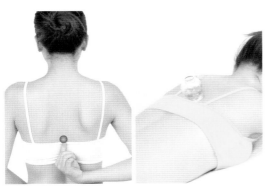
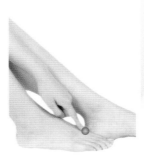
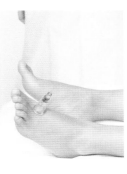

## 5 至阳拔罐

点燃棉球，伸入罐内旋转一圈后马上抽出，将火罐迅速吸附在至阳穴上，留罐约15分钟，以局部皮肤有酸胀痛感为佳。

## 6 太冲拔罐

用拔罐器将气罐吸附在太冲穴上，留罐约15分钟，以局部皮肤泛红、充血为度。

# 随证加穴

### 中医辨证分型

**①肝郁气滞**

右上腹绞痛阵作，疼痛向肩背放射，每因情志之变动加剧，饮食减少，或有口苦、嗳气、恶心、呕吐，可见轻度发热。

**②湿热熏蒸**

持续性右上腹胀痛或绞痛，痛引肩背，发热畏寒发作，胸闷，食欲不振，恶心呕吐，口苦咽干。

**③热结血瘀**

胁痛如刺，持续不解，入夜尤甚，痛引肩背，疼痛部位可触及积块，胸腹胀满，黄疸不退，寒热时发。

### 肝郁气滞——肝俞

将火罐迅速扣在肝俞穴上，留罐10分钟，以皮肤充血为度。

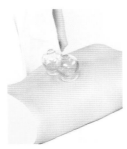

### 湿热熏蒸——阴陵泉

将气罐吸附在阴陵泉穴上，留罐15分钟，以皮肤泛红为佳。

### 热结血瘀——膈俞

将火罐迅速扣在膈俞穴上，留罐15分钟，以皮肤泛红为宜。

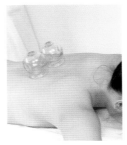

# 中暑

扫二维码
看视频

中暑指长时间在高温和热辐射的作用下，机体出现以体温调节障碍，水、电解质代谢紊乱及神经系统与循环系统障碍为主要表现的急性疾病。主要症状有头痛、头晕、口渴、多汗、发热、恶心、呕吐、胸闷、四肢无力、脉搏细速、血压下降，重症者有头痛剧烈、昏厥、昏迷、痉挛等症状。

## 基础拔罐手法

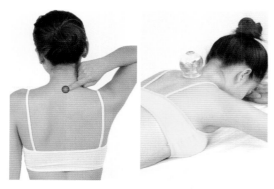

### 1 大椎拔罐

点燃棉球后，伸入罐内旋转一圈马上抽出，将火罐扣在大椎穴上，留罐10分钟，以局部皮肤泛红、充血为度。

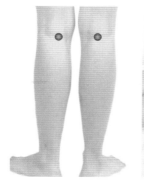

### 2 委中拔罐

将气罐吸附在委中穴上，留罐10分钟，以局部皮肤潮红为度。

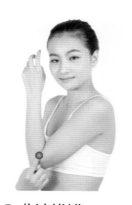

### 3 曲池拔罐

将气罐吸附在曲池穴上，留罐10分钟，以被拔罐部位充血，有少量瘀血被拔出为度。

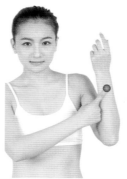
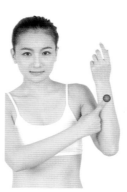

### 4 外关拔罐

将气罐吸附在外关穴上，留罐15分钟，以局部皮肤潮红为度。

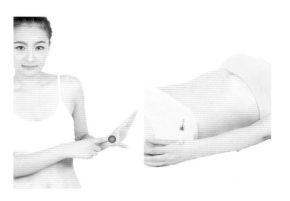

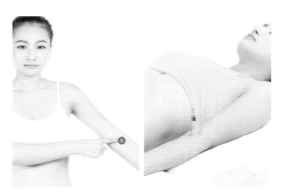

## 5 合谷拔罐

将气罐吸附在合谷穴上，留罐10分钟，以局部皮肤潮红、充血为度。

## 6 尺泽拔罐

将气罐吸附在尺泽穴上，留罐15分钟，以局部皮肤潮红为度。

## 随证加穴

### 中医辨证分型

①气营两燔

起病较急，壮热多汗，头痛项强，恶心呕吐，烦躁嗜睡，抽搐，口渴便秘，舌红苔黄，脉弦数。

②痰热内闭心包

神昏谵语，身热烦躁，痰盛气粗，舌绛苔黄垢腻，脉滑数。

③邪热内陷心包

神昏谵语，甚或昏愦不语。灼热肢厥，舌红绛，脉细数，或嗜睡，神志时明时糊，喉间有痰声，脉濡数或滑数，舌苔黄腻垢浊，或白腻。

### 气营两燔——内关

将气罐吸附在内关穴上，留罐15分钟，以皮肤泛红为度。

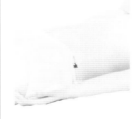

### 痰热内闭心包——丰隆

用拔罐器将气罐吸附在丰隆穴上，留罐15分钟。

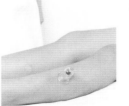

### 邪热内陷心包——厥阴俞

用拔罐器将气罐吸附在厥阴俞上，留罐15分钟。

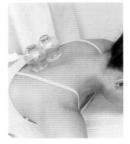

# 麦粒肿

扫二维码
看视频

麦粒肿俗称针眼，分为两型：外麦粒肿和内麦粒肿。外麦粒肿：睫毛毛囊部的皮脂腺的急性化脓性炎症。发病初期，眼睑局部有红肿，有硬结，有明显的胀疼、压痛，数日后硬结逐渐软化，在睫毛根部形成黄色的脓疱。内麦粒肿：指毛囊附近的睑板腺的急性化脓性炎症。发病初期，眼睑红肿，疼痛感较重。

## 基础拔罐手法

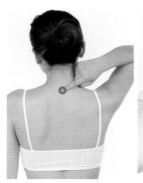

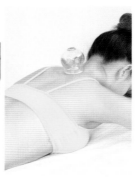

### 1 大椎拔罐

点燃棉球后，伸入罐内旋转一圈马上抽出，将火罐扣在大椎穴上，留罐10分钟，以局部皮肤泛红、充血为度。

### 2 脾俞拔罐

点燃棉球后，伸入罐内旋转一圈马上抽出，将火罐扣在脾俞穴上，留罐10分钟，以被拔罐部位充血，有少量瘀血拔出为度。

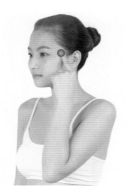

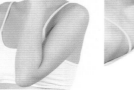

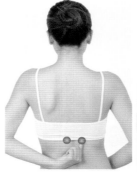

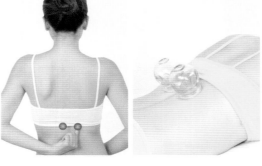

### 3 太阳拔罐

将气罐吸附在太阳穴上，留罐15分钟，以局部皮肤有酸胀痛感为佳。

### 4 肺俞拔罐

将火罐扣在肺俞穴上，留罐15分钟，以局部皮肤有抽紧感为度。

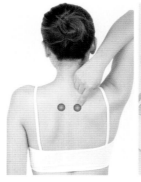

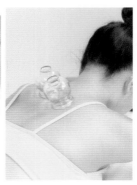

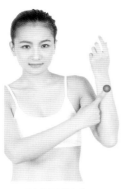
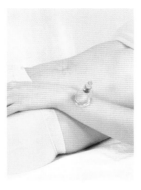
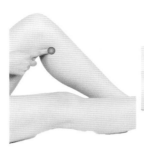
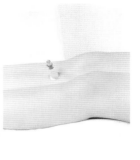

## 5 外关拔罐

将气罐吸附在外关穴上，留罐10分钟，以局部皮肤有抽紧感为度。

## 6 阴陵泉拔罐

用拔罐器将气罐吸附在阴陵泉穴上，留罐15分钟，以局部皮肤有酸胀痛感为佳。

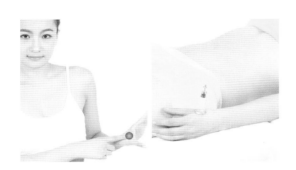

## 7 合谷拔罐

用拔罐器将气罐吸附在合谷穴上，留罐10分钟，以局部皮肤潮红为度。

TIPS

切记不可自行挤脓，以免引起眼眶蜂织炎等并发症，应到正规眼科进行治疗。

# 随证加穴

## 中医辨证分型

①外感风热

本病初起，局部微有红肿，痒痛，并伴有头痛、发热、全身不适等，舌苔薄白，脉浮数。

②脾胃蕴热

胞睑局部红肿，硬结较大，灼热疼痛，伴有口渴喜饮，便秘尿赤，苔黄，脉数等。

### 外感风热——曲池

将气罐吸附在曲池穴上，留罐10分钟，以皮肤充血为度。

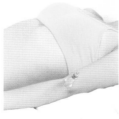

### 脾胃蕴热——三阴交

将气罐吸附在三阴交穴上，留罐10分钟，以皮肤潮红为度。

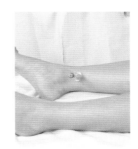

# 鼻炎

扫二维码
看视频

鼻炎是五官科最常见的疾病之一，一般可分为急性鼻炎及过敏性鼻炎等。急性鼻炎俗称"伤风""感冒"，多为急性呼吸道感染的一个并发症，以鼻塞、流涕、打喷嚏为主要症状。过敏性鼻炎又名变态反应性鼻炎，是以鼻黏膜潮湿水肿、黏液腺增生、上皮下嗜酸细胞浸润为主的一种异常反应。

## 基础拔罐手法

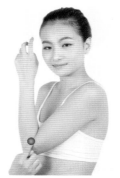
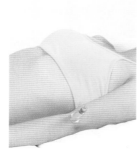

### 1 曲池拔罐

将气罐吸附在曲池穴上，留罐15分钟，以局部皮肤泛红、充血为度。

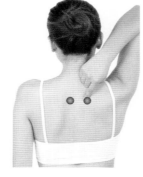
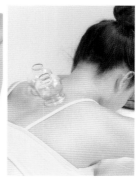

### 2 肺俞拔罐

点燃棉球后，伸入罐内旋转一圈马上抽出，将火罐扣在肺俞穴上，留罐15分钟，以被拔罐部位充血，有少量瘀血拔出为度。

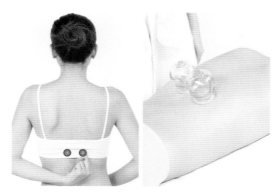

### 3 胆俞拔罐

将火罐扣在胆俞穴上，留罐15分钟，以被拔罐部位充血，有少量瘀血被拔出为度。

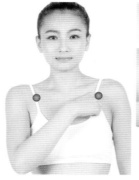
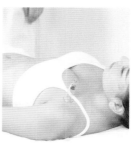

### 4 中府拔罐

用拔罐器将气罐拔在中府穴上，留罐10～15分钟，以局部皮肤泛红为度。

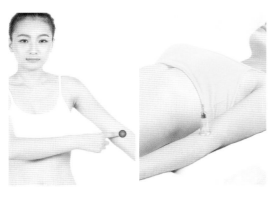

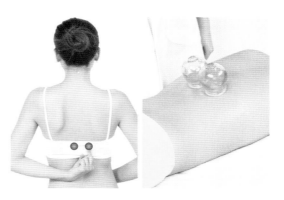

### 5 尺泽拔罐

将气罐吸附在尺泽穴上，留罐15分钟，以局部皮肤潮红为度。

### 6 肝俞拔罐

点燃棉球后，伸入罐内旋转一圈马上抽出，将火罐迅速扣在肝俞穴上，留罐10~15分钟。

## 随证加穴

### 中医辨证分型

①肺气虚弱

鼻腔奇痒，连续打喷嚏，继而流大量清水样鼻涕，鼻塞，嗅觉减退，鼻黏膜苍白、水肿。伴有气短，声低，自汗。

②脾气虚弱

鼻塞而胀，鼻涕清稀或黏白，嗅觉减退，鼻黏膜苍白、肿胀，或呈息肉样变，伴有头晕，气短，四肢困倦。

③肾气虚弱

鼻痒不适，喷嚏连连，清涕难收，并以早晚为重，鼻黏膜苍白、水肿，鼻塞症状不是很重，伴见腰膝酸软。

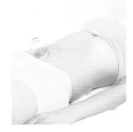

### 肺气虚弱——气海

将火罐迅速扣在气海穴上，留罐15分钟，以皮肤泛红为度。

### 脾气虚弱——足三里

将气罐吸附在足三里穴上，留罐15分钟，以皮肤潮红为度。

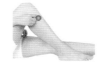

### 肾气虚弱——肾俞

将火罐迅速扣在肾俞穴上，留罐10分钟，以皮肤潮红为度。

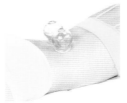

# 牙痛

扫二维码
看视频

牙痛又称齿痛，是一种常见的口腔科疾病。主要是由牙齿本身、牙周组织及颌骨的疾病等所引起。临床主要表现为牙齿疼痛、牙龈肿胀、龈肉萎缩、牙齿松动、牙龈出血等。遇冷、热、酸、甜等刺激，则疼痛加重。中医认为，牙痛是由于外感风邪、胃火炽盛、肾虚火旺、虫蚀牙齿等原因所致。

## 基础拔罐手法

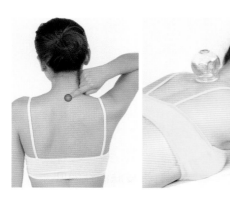

### 1 大椎拔罐

点燃棉球后，伸入罐内旋转一圈马上抽出，将火罐扣在大椎穴上，留罐10分钟，以局部皮肤泛红、充血为度。

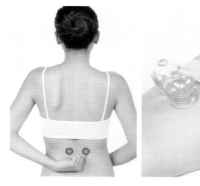

### 2 胃俞拔罐

点燃棉球后，伸入罐内旋转一圈马上抽出，将火罐扣在胃俞穴上，留罐10分钟，以被拔罐部位充血，有少量瘀血拔出为度。

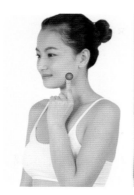

### 3 颊车拔罐

将气罐吸附在颊车穴上，留罐10分钟，以有抽紧感为度。

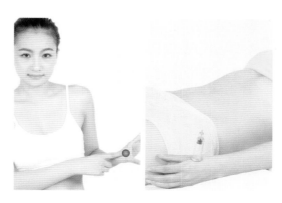

### 4 合谷拔罐

将气罐吸附在合谷穴上，留罐15分钟，以被拔罐部位充血，有少量瘀血被拔出为度。

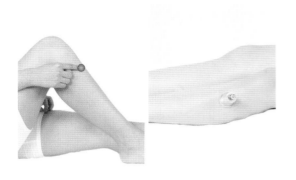
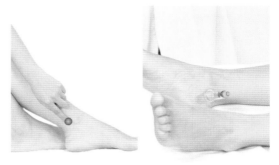

## 5 足三里拔罐

用拔罐器将气罐吸附在足三里穴上，留罐15分钟，以局部皮肤潮红为度。

## 6 太溪拔罐

将气罐吸附在太溪穴上，留罐15分钟，以局部皮肤有抽紧感为度。

## 随证加穴

### 中医辨证分型

①胃火牙痛

牙龈红肿而痛，口唇红，口渴，喜冷食，可伴见口臭，便秘，舌质红紫，苔黄或白厚，脉数。

②风火牙痛

牙齿痛，牙龈红肿疼痛，遇冷则痛减，遇风、热则疼痛加剧，或有发热，恶寒，口渴，舌红，苔白干，脉浮数。

③肾虚牙痛

自觉牙齿松动或觉增长而痛，或麻木不仁，伴见腰膝酸软，四肢不温，小便清长或微黄，脉细或细数。

### 胃火牙痛——内庭

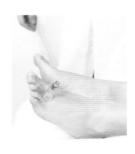

将气罐吸附在内庭穴上，留罐15分钟，以皮肤泛红为度。

### 风火牙痛——外关

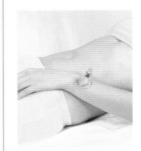

将气罐吸附在外关穴上，留罐15分钟，以皮肤泛红为度。

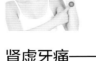

### 肾虚牙痛——涌泉

将气罐吸附在涌泉穴上，留罐10~15分钟。

# 咽喉肿痛

扫二维码
看视频

咽喉肿痛是口咽和喉咽部病变的主要症状。临床上以咽喉红肿疼痛、吞咽不适为主症，多伴有发热、咳嗽等上呼吸道感染及食欲不振等全身症状，在中医学上属于"喉痹"等范畴。患者应注意劳逸结合，防止受冷、受冻的现象，如果在急性期，应卧床休息。

## 基础拔罐手法

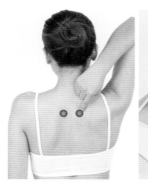
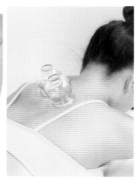

### 1 肺俞拔罐

点燃棉球后，伸入罐内旋转一圈马上抽出，将火罐扣在肺俞穴上，留罐10分钟，以局部皮肤潮红为度。

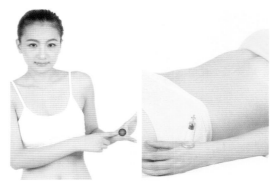

### 2 合谷拔罐

将气罐吸附在合谷穴上，留罐15分钟，以被拔罐部位泛红、充血，并有少量瘀血被拔出为度。

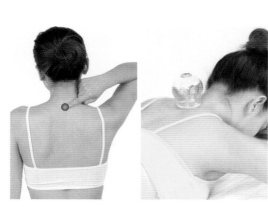

### 3 大椎拔罐

取适中火罐，用闪火法将火罐扣在大椎穴上，留罐10分钟。

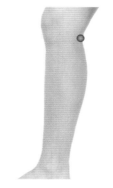
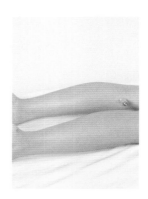

### 4 阴谷拔罐

取适宜气罐，用拔罐器将气罐吸附在阴谷穴上，留罐10分钟。

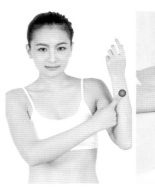
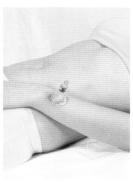
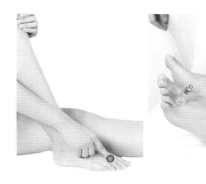

## 5 外关拔罐

将气罐吸附在外关穴上，留罐15分钟，以局部皮肤潮红为度。

## 6 内庭拔罐

将气罐吸附在内庭穴上，留罐15分钟，以局部皮肤有抽紧感为度。

## 随证加穴

### 中医辨证分型

①外感风热

咽喉红肿疼痛，吞咽困难，进食时加重，伴有发热，头痛，咳嗽，食欲不振，脉浮数。

②肺胃实热

咽喉肿痛，咽干，口渴，便秘，小便短赤，舌红，苔黄，脉洪大。

③肾阴虚

咽喉轻微红肿，颜色暗红，疼痛较轻，或吞咽时感觉疼痛，轻微发热，入夜后症状加重，伴见头晕眼花，耳鸣，耳聋。

### 外感风热——曲池

用拔罐器将气罐吸拔在曲池穴上，留罐15分钟。

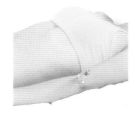

### 肺胃实热——胃俞

将火罐迅速扣在胃俞穴上，留罐15分钟，以皮肤泛红为佳。

### 肾阴虚——照海

将气罐吸附在照海穴上，留罐15分钟，以皮肤有抽紧感为度。

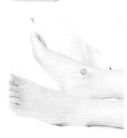

# 口腔溃疡

扫二维码
看视频

口腔溃疡又称"口疮"，是因不讲卫生或饮食不当，或身体原因造成的舌尖或口腔黏膜发炎、溃烂。常见症状有，在口腔内唇、舌、颊黏膜、齿龈、硬腭等处出现白色或淡黄色大小不等的溃烂点，常伴有烦躁不安、身体消瘦、发热等症状。

## 基础拔罐手法

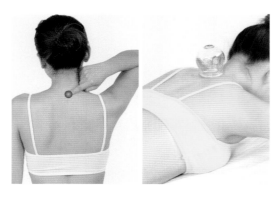

### 1 大椎拔罐

点燃棉球后，伸入罐内旋转一圈马上抽出，将火罐扣在大椎穴上，留罐15分钟，以局部皮肤泛红、充血为度。

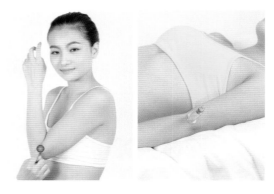

### 2 曲池拔罐

将气罐吸附在曲池穴上，留罐15分钟，以局部皮肤潮红为度。

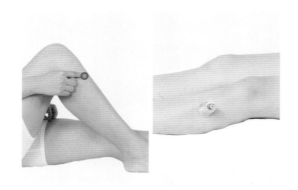

### 3 足三里拔罐

将气罐吸附在足三里穴上，留罐15分钟，以局部皮肤潮红为度。

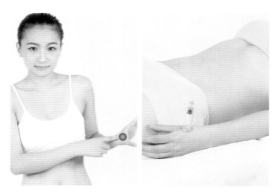

### 4 合谷拔罐

将气罐吸附在合谷穴上，留罐15分钟，以被拔罐部位充血，有少量瘀血被拔出为度。

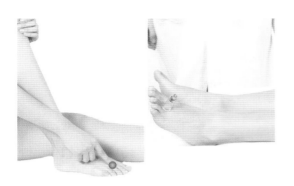
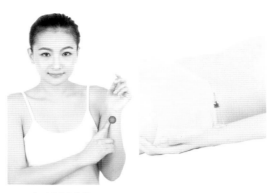

## 5 内庭拔罐

将气罐吸附在内庭穴上，留罐15分钟，以局部皮肤有抽紧感为度。

## 6 内关拔罐

将气罐吸附在内关穴上，15分钟后，将罐取下，以局部皮肤泛红、充血为度。

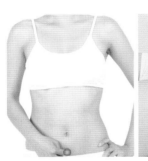
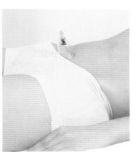

## 7 关元拔罐

将气罐吸附在关元穴上，留罐15分钟，以局部皮肤泛红、充血为度。

**TIPS**

应注意口腔卫生，少吃辛辣刺激的食物，忌烟酒。

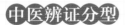

# 随证加穴

### 中医辨证分型

①脾胃积热

颊内、齿龈、上腭、唇角等处溃疡较多，或满口糜烂，周围黏膜红赤、灼热。

②虚火上炎

口疮灰白，周围色淡红，溃疡面较小而少，每因劳累诱发，此愈彼起，反复绵延。

### 脾胃积热——胃俞

将火罐迅速扣在胃俞穴上，留罐10分钟，以皮肤充血为度。

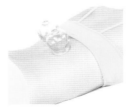

### 虚火上炎——中脘

将火罐吸附在中脘穴上，留罐15分钟，以皮肤充血为度。

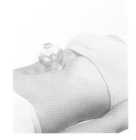
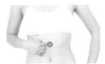

# 心律失常

心律失常在中医里属于"心悸"的范畴。心律失常发生时，患者自觉心跳加快而强，并伴有胸痛、胸闷、喘息、头晕和失眠等症状。引起心律失常的生理性因素有：运动、情绪激动、吸烟、饮酒、冷热刺激等，去除诱因后可自行缓解。

## 基础拔罐手法

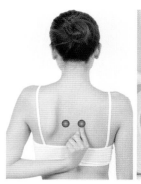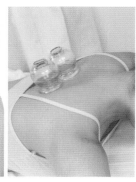

### 1 心俞拔罐

点燃棉球后，伸入罐内旋转一圈马上抽出，将火罐迅速扣在心俞穴上，留罐10~15分钟，以被拔罐部位充血为度。

### 2 气海拔罐

点燃棉球后，伸入罐内旋转一圈马上抽出，将火罐迅速吸附在气海穴上，留罐约15分钟，以局部皮肤泛红、充血为度。

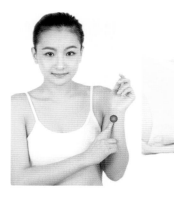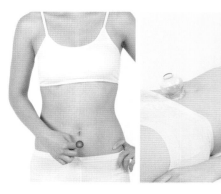

### 3 内关拔罐

将气罐吸附在内关穴上，留罐15分钟，以局部皮肤泛红、充血为度。

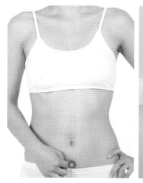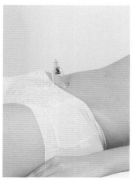

### 4 关元拔罐

将气罐吸拔在关元穴上，留罐15分钟，以局部皮肤泛红、充血为度。

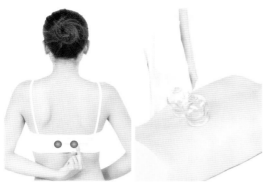

## 5 胆俞拔罐

将火罐扣在胆俞穴上，留罐10分钟，以被拔罐部位充血，有少量瘀血被拔出为度。

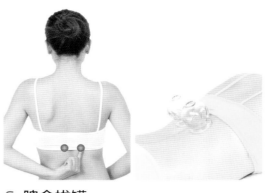

## 6 脾俞拔罐

将火罐扣在脾俞穴上，留罐15分钟，以局部皮肤泛红、充血为宜。

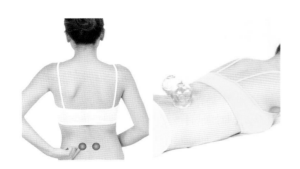

## 7 肾俞拔罐

将火罐扣在肾俞穴上，留罐15分钟，以局部皮肤有抽紧感为度。

### TIPS

心律失常患者应忌浓茶、咖啡、香烟、烈酒、煎炸及过咸、过甜、过黏食品。

# 随证加穴

▼

## 中医辨证分型

①瘀血内阻

心悸，胸闷，或伴气短乏力，心痛时作，或见情志抑郁，胸胁刺痛，唇甲青紫。舌紫黯或有瘀斑。

②阴虚火旺

心悸不宁，心烦少寐，头晕眼花，手足心热，耳鸣，腰膝酸软。

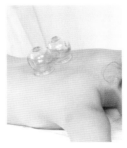

## 瘀血内阻——膈俞

将火罐迅速扣在膈俞穴上，留罐15分钟，以皮肤泛红为宜。

## 阴虚火旺——涌泉

将气罐吸附在涌泉穴上，留罐10~15分钟，以皮肤泛红为佳。

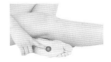

# 胃痉挛

胃痉挛就是胃部肌肉抽搐，主要表现为上腹痛、呕吐等。胃痉挛是一种症状，不是疾病。出现胃痉挛时，主要是对症治疗，解痉、止痛、止呕。由胃本身引起的痉挛，患者是不会感觉到疼痛的，而很可能是胆石症或其他疾病。胃痉挛与体质和饮食等因素有关，应注意调整饮食结构，提高机体抵抗力。

## 基础拔罐手法

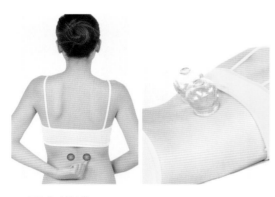

### 1 胃俞拔罐

点燃棉球后，伸入罐内旋转一圈马上抽出，将火罐迅速吸拔在胃俞穴上，留罐约10分钟，以局部皮肤潮红为度。

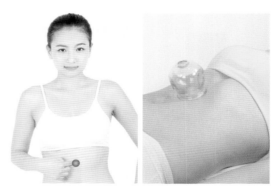

### 2 中脘拔罐

点燃棉球后，伸入罐内旋转一圈马上抽出，用火罐法将火罐吸附在中脘穴上，留罐15分钟，以局部皮肤泛红、充血为度。

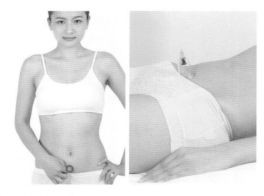

### 3 关元拔罐

将气罐吸附在关元穴上，留罐15分钟，以局部皮肤潮红为度。

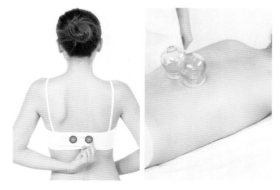

### 4 肝俞拔罐

将火罐扣在肝俞穴上，留罐10～15分钟，以局部皮肤潮红为度。

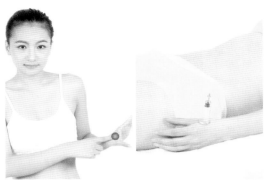

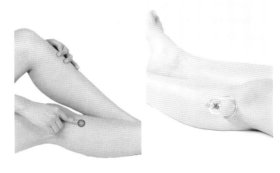

## 5 合谷拔罐

将气罐吸附在合谷穴上，留罐10分钟，以局部皮肤潮红为度。

## 6 阳陵泉拔罐

用拔罐器将气罐吸附在阳陵泉穴上，留罐15分钟，以局部皮肤泛红、充血为度。

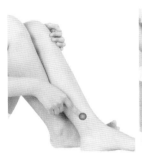

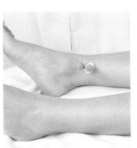

## 7 三阴交拔罐

用拔罐器将气罐吸附在三阴交穴上，留罐15分钟，以局部皮肤充血为度。

### TIPS

胃痉挛的发病，与遗传因素有密切关系，可用葱、姜外敷疗法治疗。

## 随证加穴

### 中医辨证分型

①肝胃蕴热
胃脘部灼热疼痛，痛势急，伴有恶心呕吐，泛酸，口干，口苦，口渴，喜冷饮，烦躁易怒等症状。

②寒邪侵袭
胃脘部寒冷，疼痛，痛势急，得温痛减，四肢不温。

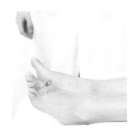

### 肝胃蕴热——内庭

将气罐吸附在内庭穴上，留罐15分钟，以皮肤泛红为度。

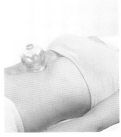

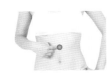

### 寒邪侵袭——建里

将火罐迅速扣在建里穴上，留罐10分钟，以皮肤充血为度。

# 消化性溃疡

扫二维码
看视频

消化性溃疡主要指发生在胃和十二指肠的慢性溃疡，以周期性发作、节律性上腹部疼痛为主要特征。本病绝大多数（95%以上）发病部位位于胃和十二指肠，故又称胃及十二指肠溃疡。本病的总发病率占总人口的5%～10%，十二指肠溃疡较胃溃疡多见。

## 基础拔罐手法

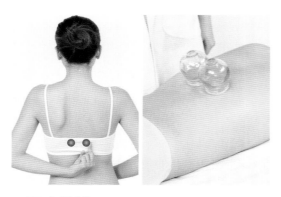

### 1 肝俞拔罐

点燃棉球后，伸入罐内旋转一圈马上抽出，将火罐扣在肝俞穴上，留罐10分钟，以被拔罐部位充血，少量瘀血被拔出为度。

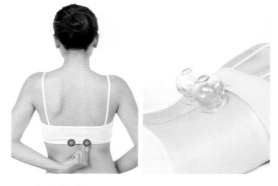

### 2 脾俞拔罐

点燃棉球后，伸入罐内旋转一圈马上抽出，将火罐扣在脾俞穴上，留罐10分钟，以被拔罐部位充血，少量瘀血被拔出为度。

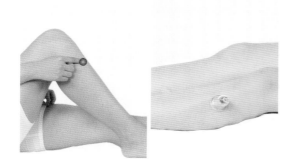

### 3 足三里拔罐

用拔罐器将气罐吸附在足三里穴上，留罐10分钟，以局部皮肤泛红、充血为度。

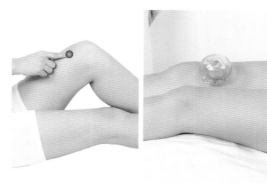

### 4 血海拔罐

将火罐吸附在血海穴上，留罐15分钟，以局部皮肤潮红为度。

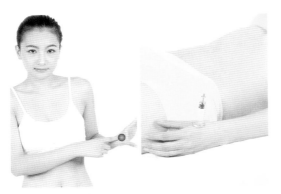

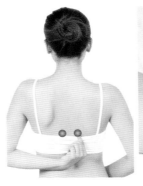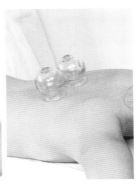

### 5 合谷拔罐

将气罐吸附在合谷穴上，留罐10分钟，以局部皮肤潮红为度。

### 6 膈俞拔罐

将火罐扣在膈俞穴上，留罐15分钟，以局部皮肤泛红、充血为宜。

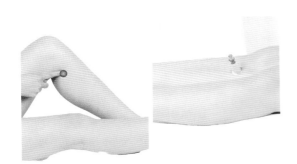

### 7 阴陵泉拔罐

用拔罐器将气罐吸附在阴陵泉穴上，留罐15分钟，以皮肤有抽紧感为佳。

**TIPS**

胃溃疡舌苔多为白腻，偶有片状剥脱性改变；十二指肠溃疡为舌红，苔少。

## 随证加穴

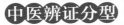

**中医辨证分型**

①肝气犯胃

胃脘胀满，攻撑作痛，脘痛连胁，嗳气则减缓，情志不舒时加重，泛吐酸水，胸闷，喜太息，饮食减少。

②胃阴不足

胃痛隐隐，饥饿时加重，口燥咽干，渴不欲饮，五心烦热，饥而不欲食。

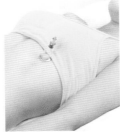

### 肝气犯胃——期门

将气罐吸附在期门穴上，留罐15分钟，以皮肤泛红为度。

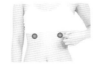

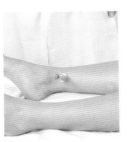

### 胃阴不足——三阴交

将气罐吸附在三阴交穴上，留罐15分钟，以皮肤泛红为度。

# 贫血

贫血是指人体外周血红细胞容量减少，低于正常范围下限的一种常见的临床症状。主要症状为头昏、耳鸣、失眠、记忆力减退、注意力不集中等，是贫血导致神经组织损害的常见症状。成年男性血红蛋白<120克/升，成年女性（非妊娠）血红蛋白<110克/升，孕妇血红蛋白<100克/升，均可诊断为贫血。

## 基础拔罐手法

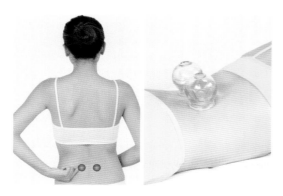

### 1 肾俞拔罐

点燃棉球后，伸入罐内旋转一圈马上抽出，将火罐扣在肾俞穴上，留罐15分钟，以被拔罐部位充血，少量瘀血被拔出为度。

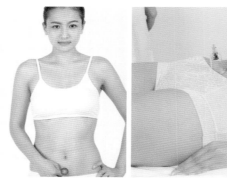

### 2 关元拔罐

将气罐吸附在关元穴上，留罐15分钟，以局部皮肤潮红为度。

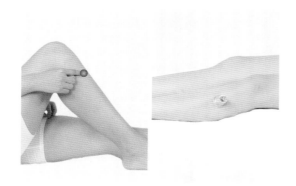

### 3 足三里拔罐

将气罐吸附在足三里穴上，留罐15分钟，以局部皮肤潮红为度。

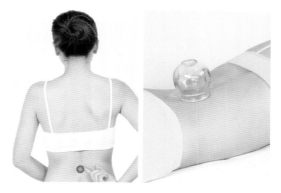

### 4 命门拔罐

取适中火罐，用闪火法将火罐扣在命门穴上，留罐15分钟。

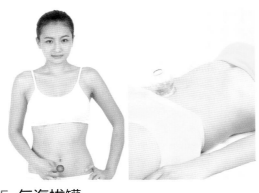

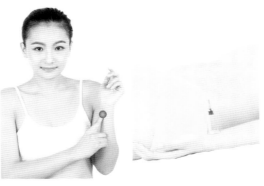

## 5 气海拔罐

用火罐法将火罐迅速扣在气海穴上，留罐10分钟，以局部皮肤潮红为度。

## 6 内关拔罐

将气罐吸附在内关穴上，留罐15分钟，以局部皮肤泛红、充血为度。

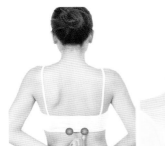

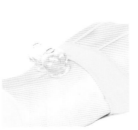

## 7 脾俞拔罐

将棉球点燃后，伸入罐内马上抽出，将火罐扣在脾俞穴上，留罐10分钟。

### TIPS

日常生活应保持饮食均衡，不应挑食、偏食，以免造成贫血。

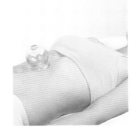

## 随证加穴

### 中医辨证分型

①脾胃虚弱

面色萎黄，头晕目眩，神疲乏力，纳呆便溏。舌淡胖，苔薄白，脉细。

②虫积型

除有贫血症状外，尚有腹胀或有嗜食生米、茶叶、泥土等，善食易饥，恶心呕吐，及其他虫积症。

### 脾胃虚弱——中脘

将火罐吸拔在中脘穴上，留罐15分钟，皮肤潮红即可。

### 虫积型——百虫窝

用拔罐器将气罐吸拔在百虫窝穴上，留罐15分钟。

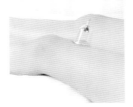

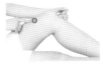

# 皮肤瘙痒

扫二维码
看视频

皮肤瘙痒是一种自觉皮肤瘙痒而无原发性损害的皮肤病。临床上可分为全身性皮肤瘙痒和局限性皮肤瘙痒，后者多局限在肛门和外阴部。全身性皮肤瘙痒可由内分泌失调和糖尿病、肝肾疾病等慢性病所致，恶性肿瘤以及精神性因素也可造成皮肤瘙痒。

## 基础拔罐手法

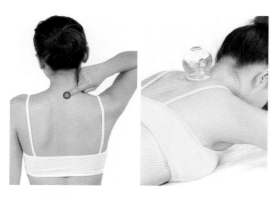

### 1 大椎拔罐

点燃棉球后，伸入罐内旋转一圈马上抽出，将火罐扣在大椎穴上，留罐10分钟，以局部皮肤泛红、充血为度。

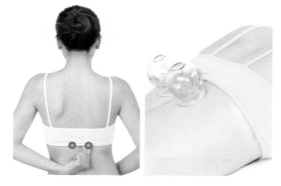

### 2 脾俞拔罐

点燃棉球后，伸入罐内旋转一圈马上抽出，将火罐扣在脾俞穴上，留罐10分钟，以被拔罐部位充血，少量瘀血被拔出为度。

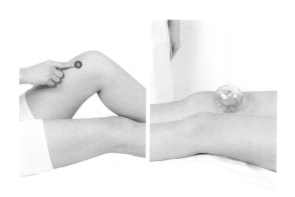

### 3 血海拔罐

将火罐吸附在血海穴上，留罐10分钟，以被拔罐部位充血，少量瘀血被拔出为度。

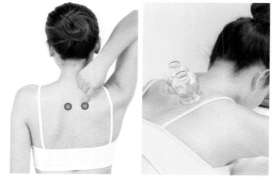

### 4 肺俞拔罐

将火罐扣在肺俞穴上，留罐15分钟，以局部皮肤有抽紧感为度。

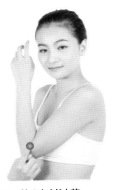
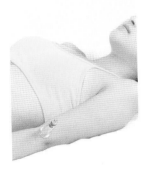

### 5 曲池拔罐

将气罐吸附在曲池穴上，留罐10分钟，以被拔罐部位充血，少量瘀血被拔出为度。

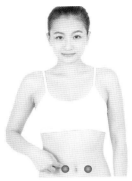
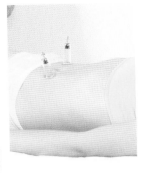

### 6 天枢拔罐

将气罐吸附在天枢穴上，留罐15分钟，以局部皮肤潮红为度。

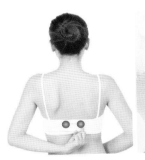
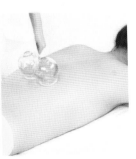

### 7 肝俞拔罐

用火罐法迅速将火罐扣在肝俞穴上，留罐10分钟，以局部皮肤潮红为度。

**TIPS**
过度清洁也会造成皮肤脱脂干燥，可产生瘙痒。

## 随证加穴

### 中医辨证分型

①阴虚内热
全身皮肤瘙痒，肌肤呈红褐色搔痕，点状血痂分布，并覆少许鳞屑，肌肤干燥。

②肺热瘙痒
皮肤作痒，发无定时，次数频繁，搔至皮肤出血仍不止痒，甚则夜间不能安眠，体无完肤，搔痕累累。

### 阴虚内热——太溪

将气罐吸附在太溪穴上，留罐15分钟，以皮肤泛红为度。

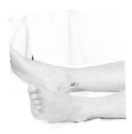

### 肺热瘙痒——尺泽

将气罐吸附在尺泽穴上，留罐15分钟，以皮肤潮红为度。

# 痤疮

扫二维码
看视频

痤疮是美容皮肤科最常见的病症，又叫青春痘、粉刺、毛囊炎，多发于面部。痤疮的发生原因较复杂，与多种因素有关，如饮食结构不合理、精神紧张、内脏功能紊乱、生活或工作环境不佳、某些微量元素缺乏、遗传因素、大便秘结等。但主要诱因是青春期发育成熟，体内雄性激素水平升高，即形成粉刺。

## 基础拔罐手法

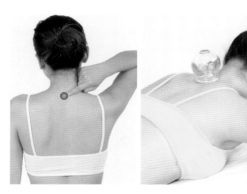

### 1 大椎拔罐

点燃棉球后，伸入罐内旋转一圈马上抽出，将火罐扣在大椎穴上，留罐15分钟，以局部皮肤泛红、充血为度。

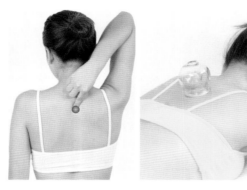

### 2 身柱拔罐

点燃棉球后，伸入罐内旋转一圈马上抽出，将火罐扣在身柱穴上，留罐15分钟，以局部皮肤潮红为度。

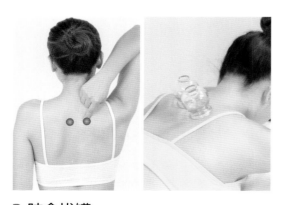

### 3 肺俞拔罐

将火罐扣在肺俞穴上，留罐15分钟，以被拔罐部位充血，少量瘀血被拔出为度。

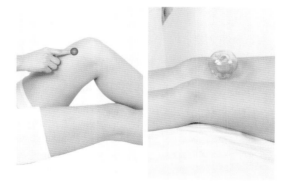

### 4 血海拔罐

将火罐吸附在血海穴上，留罐10分钟，以被拔罐部位充血，少量瘀血被拔出为度。

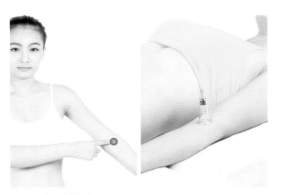
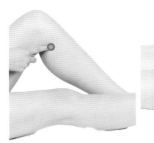
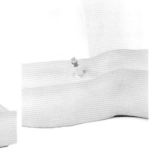

### 5 尺泽拔罐

将气罐吸附在尺泽穴上，留罐15分钟，以局部皮肤潮红为度。

### 6 阴陵泉拔罐

用拔罐器将气罐吸附在阴陵泉穴上，留罐15分钟，以局部皮肤有酸胀痛感为佳。

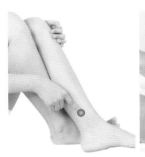
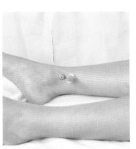

### 7 三阴交拔罐

用拔罐器将气罐吸附在三阴交穴上，留罐10分钟，以局部皮肤潮红为度。

TIPS

每日一到两次温水洗脸，清洁皮肤，忌用手挤压或搔抓皮肤。

## 随证加穴

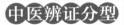

### 中医辨证分型

①脾胃蕴热

红色丘疹或脓丘疹，常伴有脘胀不适，饮食不佳，大便干燥等症状。

②肺热血热

黑头粉刺、白头粉刺或毛囊性红丘疹，为米粒至绿豆大小，患者多易外感风热，伴有咽干，便燥等症状。

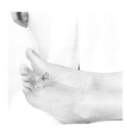

**脾胃蕴热——内庭**

将气罐吸附在内庭穴上，留罐15分钟，以皮肤泛红为度。

**肺热血热——曲池**

将气罐吸附在曲池穴上，留罐10分钟，以皮肤充血为度。

# 丹毒

扫二维码
看视频

丹毒是由链球菌引起的一种皮肤及皮下组织炎症。常表现为疆界清楚的局限性红肿热痛，多好发于颜面及下肢，严重影响形象和生活，患者可有头痛、发热等全身症状。本病的发生常伴有皮肤黏膜的擦伤及其他细微不易发现的皮肤破损，皮肤的任何炎症，尤其是有皲裂或溃疡的炎症为致病菌提供了侵入的途径。

## 基础拔罐手法

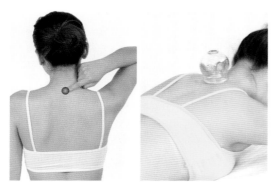

### 1 大椎拔罐

点燃棉球后，伸入罐内旋转一圈马上抽出，将火罐扣在大椎穴上，留罐15分钟，以局部皮肤泛红、充血为度。

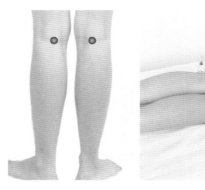

### 2 委中拔罐

将气罐吸附在委中穴上，留罐15分钟，以被拔罐部位泛红、充血，并有少量瘀血被拔出为度。

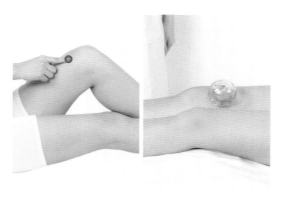

### 3 血海拔罐

将火罐扣在血海穴上，留罐15分钟，以局部皮肤有酸胀痛感为佳。

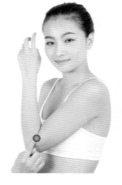
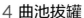

### 4 曲池拔罐

将气罐吸附在曲池穴上，留罐10分钟，以被拔罐部位充血，少量瘀血被拔出即可。

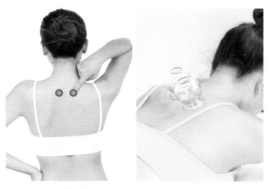
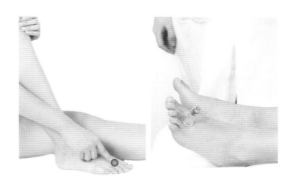

## 5 风门拔罐

将火罐扣在风门穴上，留罐15分钟，以局部皮肤潮红为度。

## 6 内庭拔罐

将气罐吸附在内庭穴上，留罐15分钟，以局部皮肤有抽紧感为度。

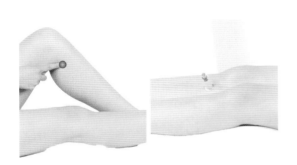

## 7 阴陵泉拔罐

用拔罐器将气罐吸附在阴陵泉穴上，留罐15分钟，以皮肤有酸胀痛感为佳。

**TIPS**

乳癌患者腋部淋巴结清扫术后由于淋巴淤滞，也易反复患丹毒。勿挖鼻。

# 随证加穴

**中医辨证分型**

①风热炽盛

见于头面、耳项、臂膊等处，灼红，重则双目合缝，不能睁开，伴口渴，便秘。

②肝经郁热

发于胸腹、腰背、胁肋、脐周等处，患处红肿，并且逐渐向四周扩展。

### 风热炽盛——尺泽

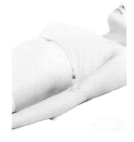

将气罐吸附在尺泽穴上，留罐15分钟，以皮肤潮红为度。

### 肝经郁热——太冲

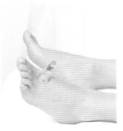

将气罐吸附在太冲穴上，留罐15分钟，以皮肤充血为度。

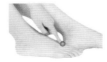

# 神经性皮炎

扫二维码
看视频

神经性皮炎是一种慢性皮肤神经官能症，也称为慢性单纯性苔藓。其致病原因目前尚不是十分清楚。本病好发于身体摩擦部位，临床上以病变局部奇痒，搔抓后呈丘疹状，日久皮肤形成苔藓化，皮纹变深，皮肤局部肥厚、干燥为特征。

## 基础拔罐手法

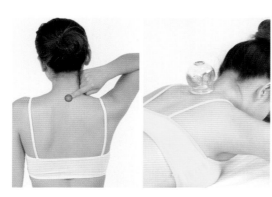

### 1 大椎拔罐

点燃棉球后，伸入罐内旋转一圈马上抽出，将火罐扣在大椎穴上，留罐15分钟，以局部皮肤泛红、充血为度。

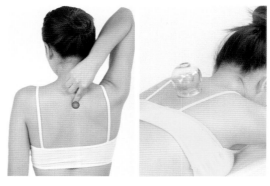

### 2 身柱拔罐

点燃棉球后，伸入罐内旋转一圈马上抽出，将火罐扣在身柱穴上，留罐15分钟，以局部皮肤潮红为度。

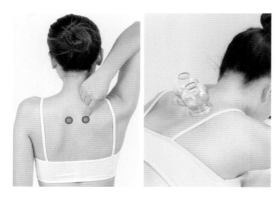

### 3 肺俞拔罐

将火罐扣在肺俞穴上，留罐15分钟，以被拔罐部位充血，少量瘀血被拔出为度。

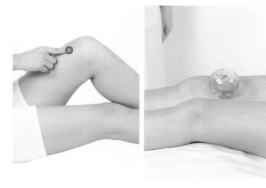

### 4 血海拔罐

将火罐吸附在血海穴上，留罐10分钟，以被拔罐部位充血，有少量瘀血被拔出为度。

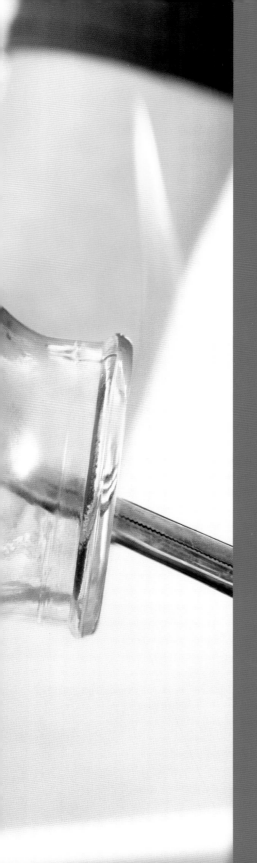

# PART 4

# 温阳散寒调气血，
# 两性隐疾一拔灵

两性在生活中都会有不好意思说出口的小疾病，那么怎么调养呢？两性疾病多与肝肾、冲任、督脉、带脉有关。这里，我们主要为大家介绍基础拔罐手法，拔罐能温补肾阳，调气养血，通调冲任、督带脉。气血、阴阳平衡，人就能够健康不生病。

# 月经不调

扫二维码看视频

月经是机体由于受垂体前叶及卵巢内分泌激素的调节而呈现的有规律的周期性子宫内膜脱落现象。月经不调是指月经的周期、经色、经量、经质发生了改变。如垂体前叶或卵巢功能异常，就会发生月经不调。

## 基础拔罐手法

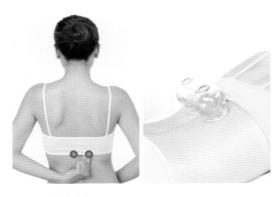

### 1 脾俞拔罐

将棉球点燃后，伸入罐内马上抽出，将火罐扣在脾俞穴上，留罐10分钟，以被拔罐部位充血、发紫为度。

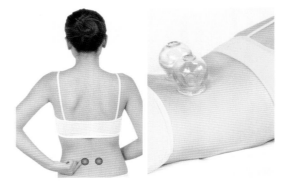

### 2 肾俞拔罐

将火罐扣在肾俞穴上，留罐15分钟，以被拔罐部位充血、发紫，并有少量瘀血被拔出为度。

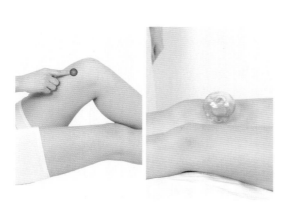

### 3 血海拔罐

将火罐吸附在血海穴上，留罐15分钟，以局部皮肤潮红为度。

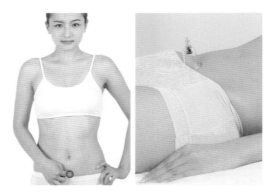

### 4 关元拔罐

用拔罐器将气罐迅速扣在关元穴上，留罐10分钟，以皮肤有抽紧感为度。

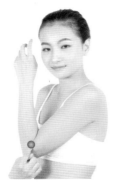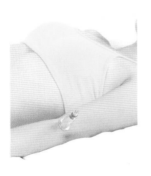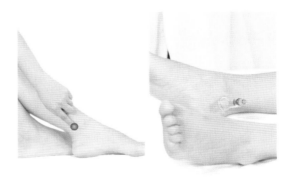

## 5 曲池拔罐

将气罐吸附在曲池穴上，留罐10分钟，以被拔罐部位充血、发紫，并有少量瘀血被拔出为度。

## 6 太溪拔罐

将气罐吸附在太溪穴上，留罐15分钟，以局部皮肤有抽紧感为度。

# 随证加穴

### 中医辨证分型

①气虚不摄

月经量多，色淡质稀，神疲乏力，心悸气短，饮食减少，腹泻，舌淡，脉细弱。

②肝气郁滞

月经提前或拖后，连续两个周期以上，月经量或多或少，伴见月经经色紫暗，有块，经行不畅，胸胁乳房胀痛，小腹胀痛，喜叹气，苔薄白，脉弦。

③肝肾阴虚

月经提前或推后，量少，色淡，腰骶酸痛，头晕耳鸣，舌淡，苔白，脉沉弱。

## 气虚不摄——足三里

将气罐吸附在足三里穴上，留罐15分钟。

## 肝气郁滞——期门

将气罐吸附在期门穴上，留罐15分钟，以皮肤泛红为度。

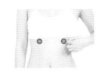

## 肝肾阴虚——照海

将气罐吸附在照海穴上，留罐15分钟，以皮肤有抽紧感为度。

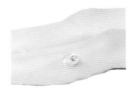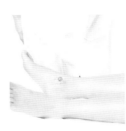

# 痛经

扫二维码
看视频

痛经又称"月经痛"，是指妇女在月经前后或经期，出现下腹部或腰骶部剧烈疼痛，严重时伴有恶心、呕吐、腹泻，甚至昏厥的症状。其发病原因常与精神因素、内分泌及生殖器局部病变有关。中医认为本病多因情志郁结，或经期受寒饮冷，以致经血滞于胞宫，或体质素弱，胞脉失养引起疼痛。

## 基础拔罐手法

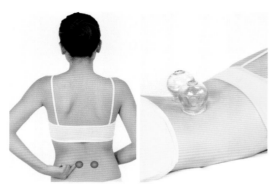

### 1 肾俞拔罐

将棉球点燃后，伸入罐内马上抽出，将火罐迅速扣在肾俞穴上，留罐10分钟，以局部皮肤潮红为度。

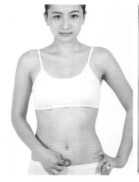
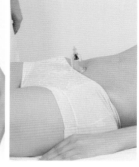

### 2 关元拔罐

将气罐吸附在关元穴上，留罐10分钟，以局部皮肤有酸胀痛感为佳。

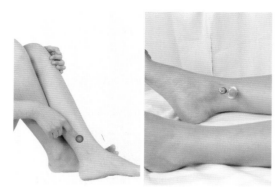

### 3 三阴交拔罐

将气罐吸附在三阴交穴上，留罐10分钟，以被拔罐部位充血为度。

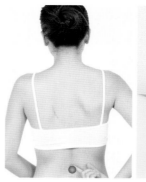
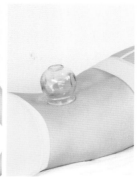

### 4 命门拔罐

取适中火罐，用闪火法将火罐扣在命门穴上，留罐15分钟。

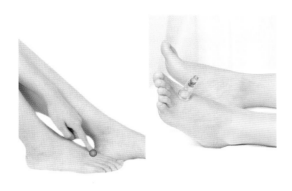
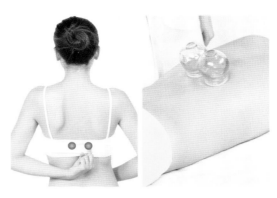

### 5 太冲拔罐

将气罐吸附在太冲穴，留罐15分钟，以局部皮肤泛红、充血为度。

### 6 肝俞拔罐

将棉球点燃后，伸入罐内马上抽出，迅速将火罐扣在肝俞穴上，留罐10分钟，以局部皮肤泛红、充血为度。

## 随证加穴

### 中医辨证分型

①气滞血瘀
经前或行经期间出现小腹胀痛、乳头触痛，痛不可触，经色紫红或紫黑，有血块，下血块后疼痛缓解，或经量少或行经不畅等。

②寒湿凝滞
经期、经后小腹冷痛，得温痛减，月经色紫黑，有块，量少，伴腰酸腿软，手足不温。

③肝肾不足
月经干净后1~2日出现腰酸腿软，睡眠不安，小腹隐痛不适，或有潮热，视物迷糊，头晕耳鸣。

**气滞血瘀——膈俞**

将火罐扣在膈俞穴上，留罐约15分钟，以皮肤泛红为宜。

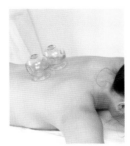

**寒湿凝滞——腰阳关**

将火罐扣在腰阳关穴上，留罐10分钟，以皮肤充血为度。

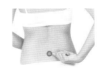

**肝肾不足——太溪**

将气罐吸附在太溪穴上，留罐15分钟，皮肤有抽紧感即可。

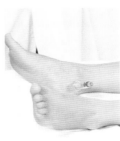

# 闭经

扫二维码
看视频

闭经是指妇女应有月经而超过一定时限仍未来潮者。正常女子一般14岁左右月经来潮，凡超过18岁尚未来潮者，为原发性闭经。月经周期建立后，又停经6个月以上者，为继发性闭经。多为内分泌系统的月经调节功能失常、子宫因素以及全身性疾病所致。中医多将闭经归于肝、脾、肾和任脉、冲脉、带脉的功能紊乱。

## 基础拔罐手法

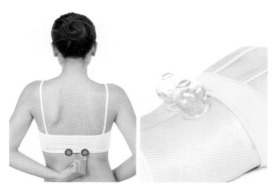

### 1 脾俞拔罐

将火罐扣在脾俞穴上，留罐10分钟，以被拔罐部位充血、发紫，并有少量瘀血被拔出为度。

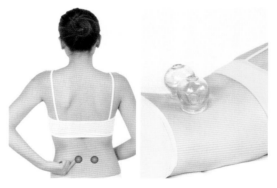

### 2 肾俞拔罐

将棉球点燃后，伸入罐内马上抽出，将火罐扣在肾俞穴上，留罐10分钟，以局部皮肤潮红为度。

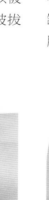
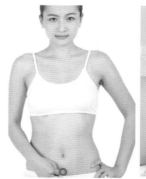
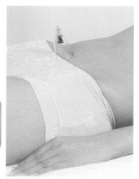

### 3 血海拔罐

将火罐吸附在血海穴上，留罐10分钟，以被拔罐部位充血，有少量瘀血被拔出即可。

### 4 关元拔罐

将气罐吸附在关元穴上，留罐10分钟，以局部皮肤有酸胀痛感为佳。

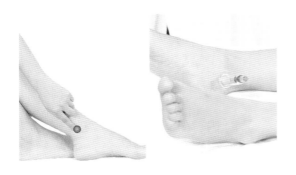

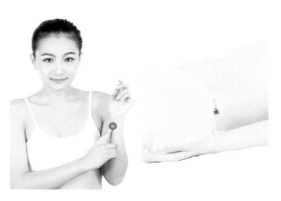

## 5 太溪拔罐

将气罐吸附在太溪穴上，留罐15分钟，以局部皮肤有抽紧感为度。

## 6 内关拔罐

将气罐吸附在内关穴上，留罐15分钟，以局部皮肤泛红、充血为度。

## 随证加穴

### 中医辨证分型

①气血不足

闭经，头晕目花，神疲，气短，肢体乏力，食欲不振，面色萎黄或苍白，形体瘦弱，舌淡，脉沉缓。

②肝肾不足

闭经或由经少渐至闭经，体质虚弱，腰酸腿软，头晕，耳鸣，口干咽燥，手、足心发热，潮热盗汗，舌红，少苔，脉细弱。

③寒湿凝滞

闭经，小腹冷痛，拒按，手足冰冷，得温痛减，可伴见带下量多，苔白，脉沉迟。

### 气血不足——足三里

将气罐吸附在足三里穴上，留罐15分钟，以皮肤潮红为度。

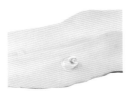

### 肝肾不足——肝俞

将火罐吸附在肝俞穴上，留罐15分钟，以皮肤潮红为度。

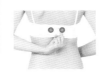

### 寒湿凝滞——命门

取适中火罐，用闪火法将火罐扣在命门穴上，留罐15分钟。

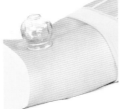

# 崩漏

扫二维码
看视频

崩漏相当于西医的功能性子宫出血，是指妇女非周期性子宫出血。其发病急骤，暴下如注，大量出血者为"崩"；病势缓，出血量少，淋漓不绝者为"漏"。虽然崩与漏出血情况不同，但在发病过程中两者常互相转化，如崩血量渐少，可能转化为漏，漏势发展又可能变为崩，故临床多以"崩漏"并称。

## 基础拔罐手法

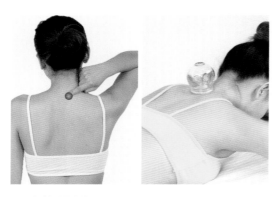

### 1 大椎拔罐

将火罐迅速扣在大椎穴上，留罐10分钟，以被拔罐部位充血，并有少量瘀血被拔出为度。

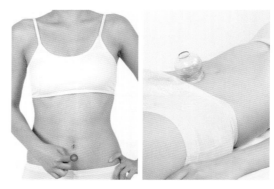

### 2 气海拔罐

将棉球点燃后，伸入罐内马上抽出，将火罐扣在气海穴上，留罐10分钟，以局部皮肤潮红为度。

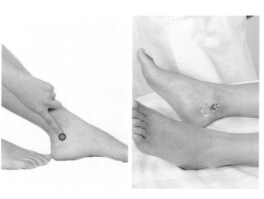

### 3 水泉拔罐

将气罐吸附在水泉穴上，留罐10分钟，以局部皮肤有酸胀痛感为佳。

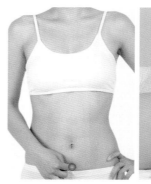
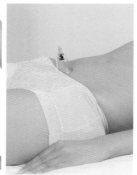

### 4 关元拔罐

将气罐吸附在关元穴上，留罐10分钟，以局部皮肤有酸胀痛感为佳。

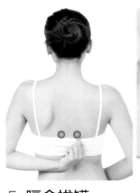
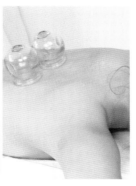
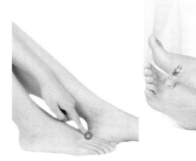
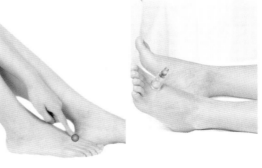

### 5 膈俞拔罐

将火罐吸附在膈俞穴上，留罐10分钟，以局部皮肤泛红、充血为度。

### 6 太冲拔罐

将气罐吸附在太冲穴，留罐15分钟，以局部皮肤泛红、充血为度。

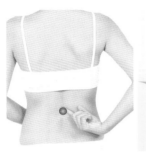
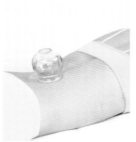

### 7 命门拔罐

取适中火罐，用闪火法将火罐扣在命门穴上，留罐15分钟。

**TIPS**

切忌盲目使用药物止崩止漏，避免过用药物造成经闭不通。

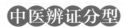

## 随证加穴

### 中医辨证分型

①血热妄行

经血或崩，或漏，色紫红稠，烦热口渴，下腹胀痛，尿黄便秘，苔黄糙，舌红。

②脾不摄血

经血紊乱，经量多或淋漓不尽，色淡清稀，面色萎黄，神疲肢倦，气短懒言，乏力纳少，苔薄，舌淡。

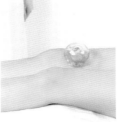
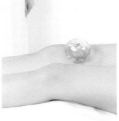

### 血热妄行——血海

将火罐吸附在血海穴上，留罐10分钟，以皮肤泛红为度。

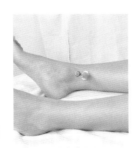

### 脾不摄血——三阴交

将气罐吸附在三阴交穴上，留罐10分钟，以皮肤潮红为度。

# 带下病

扫二维码
看视频

带下病，即白带异常，指阴道分泌的白色分泌物有臭味或异味，色泽异常，分为生理性和病理性。病理性白带异常常与生殖系统局部炎症、肿瘤或身体虚弱等因素有关。中医学认为本病多因湿热下注或气血亏虚，致带脉失约、冲任失调所致，分为四型：肝火型、脾虚型、湿热型和肾虚型。

## 基础拔罐手法

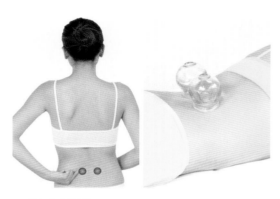

### 1 肾俞拔罐

将棉球点燃后，伸入罐内马上抽出，将火罐扣在肾俞穴上，留罐10分钟，以局部皮肤潮红为度。

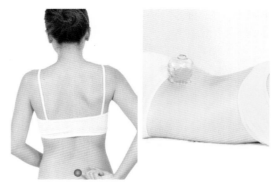

### 2 腰阳关拔罐

用火罐法将火罐迅速扣在腰阳关穴上，留罐10分钟，以被拔罐部位充血，并有少量瘀血被拔出为度。

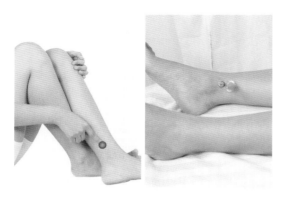

### 3 三阴交拔罐

将气罐吸附在三阴交穴上，留罐10分钟，以局部皮肤潮红为度。

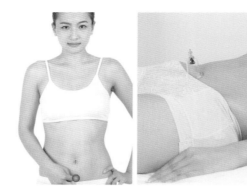

### 4 关元拔罐

将气罐迅速吸拔在关元穴上，留罐10分钟，以局部皮肤潮红为度。

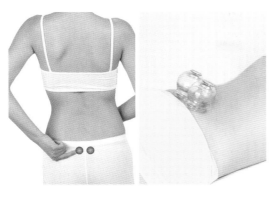

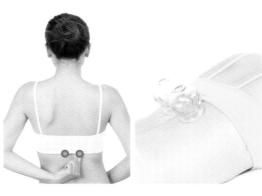

## 5 次髎拔罐

将棉球点燃后，伸入罐内马上抽出，将火罐扣在次髎穴上，留罐15分钟，以局部皮肤泛红、充血为度。

## 6 脾俞拔罐

将棉球点燃后，伸入罐内马上抽出，将火罐扣在脾俞穴上，留罐10分钟，以局部皮肤泛红、充血为度。

## 随证加穴

### 中医辨证分型

①湿热下注
带下量多，色黄或黄白，质黏腻，有臭气，胸闷口腻，或小腹作痛，或伴见带下色白，质黏，如豆腐渣状，阴痒等。

②脾气虚弱
带下色白或淡黄，质黏稠，无臭气，绵绵不断，面色苍白或萎黄，四肢不温，精神疲倦，饮食减少，两足肿。

③肾气亏虚
白带清冷，量多，质稀薄，终日淋漓不断，腰酸欲断，小腹冷感，小便频数清长，夜间尤甚，大便溏薄。

**湿热下注——阴陵泉**

将气罐吸附在阴陵泉穴上，留罐15分钟，皮肤泛红即可。

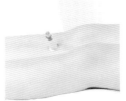

**脾气虚弱——足三里**

将气罐吸附在足三里穴上，留罐10分钟，以皮肤充血为度。

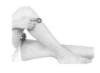

**肾气亏虚——照海**

将气罐吸附在照海穴上，留罐15分钟，以皮肤泛红为度。

# 子宫脱垂

扫二维码
看视频

子宫脱垂又名子宫脱出，本病是指子宫从正常位置沿阴道向下移位，甚至子宫全部脱出于阴道口以外的病症。常见症状为腹部下坠、腰酸。严重者会出现排尿困难，或尿频、尿潴留、尿失禁及白带增多等症状。

## 基础拔罐手法

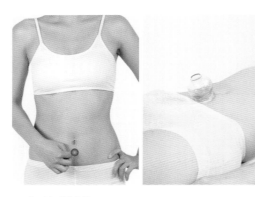

### 1 气海拔罐

将棉球点燃后，伸入罐内马上抽出，将火罐扣在气海穴上，留罐10分钟，以局部皮肤潮红为度。

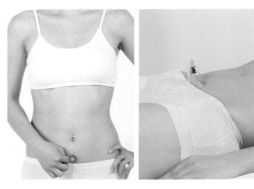

### 2 关元拔罐

将气罐吸拔在关元穴上，留罐10分钟，以被拔罐部位泛红、充血，并有少量瘀血被拔出为度。

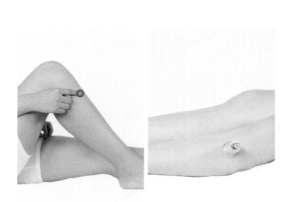

### 3 足三里拔罐

将气罐吸附在足三里穴上，留罐10分钟，以被拔罐部位充血，少量瘀血被拔出为度。

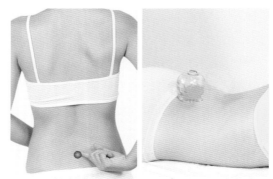

### 4 腰阳关拔罐

将火罐扣在腰阳关穴上，留罐10分钟，以被拔罐部位充血，少量瘀血被拔出为度。

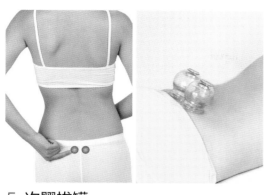

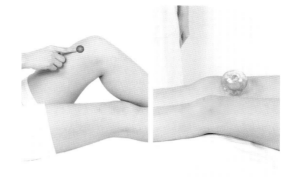

### 5 次髎拔罐

将火罐扣在次髎穴上，留罐15分钟，以局部皮肤泛红、充血为度。

### 6 血海拔罐

将火罐吸附在血海穴上，留罐10分钟，以局部皮肤泛红、充血为度。

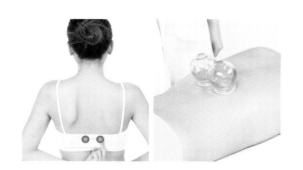

### 7 肝俞拔罐

用火罐法迅速将火罐扣在肝俞穴上，留罐10分钟，以局部皮肤充血为度。

TIPS

卧床休息，睡时宜垫高臀部或脚部，抬高至二块砖的高度。

## 随证加穴

### 中医辨证分型

①中气下陷
子宫下脱，劳累则加剧，下腹坠胀，肢软乏力，懒言少气，小便频数。

②肾气不固
生育过多或肾气虚损，子宫下脱，腰膝酸软，头晕，耳鸣，小腹坠胀，小便频数，色清，夜间加剧。

### 中气下陷——中脘

将火罐吸附在中脘穴上，留罐15分钟，以皮肤泛红为度。

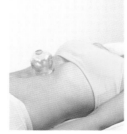

### 肾气不固——肾俞

将火罐扣在肾俞穴上，留罐5～10分钟，以皮肤充血为度。

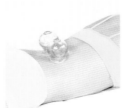

117

# 慢性盆腔炎

扫二维码
看视频

慢性盆腔炎指的是女性内生殖器官、周围结缔组织及盆腔腹膜发生慢性炎症，反复发作，经久不愈。常因为急性炎症治疗不彻底或因患者体质差，病情迁移所致。临床表现主要有下腹坠痛或腰骶部酸痛，疼痛拒按，伴有低热，白带多，月经量多，不孕等。

## 基础拔罐手法

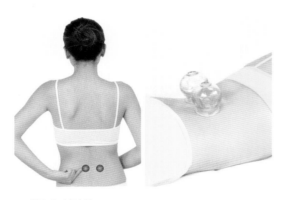

### 1 肾俞拔罐

将棉球点燃后，伸入罐内马上抽出，将火罐扣在肾俞穴上，留罐10分钟，以局部皮肤潮红为度。

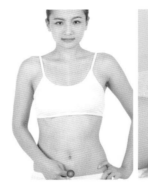

### 2 关元拔罐

用拔罐器迅速将气罐吸拔在关元穴上，留罐10分钟，以被拔罐部位充血，并有少量瘀血被拔出为度。

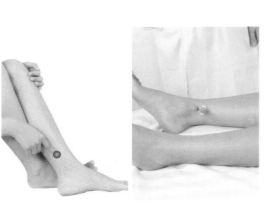

### 3 三阴交拔罐

用拔罐器将气罐吸附在三阴交穴上，留罐10分钟，以局部皮肤潮红为度。

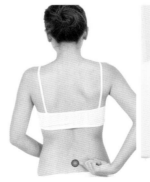

### 4 腰阳关拔罐

将火罐扣在腰阳关穴上，留罐10分钟，以被拔罐部位充血，少量瘀血被拔出为度。

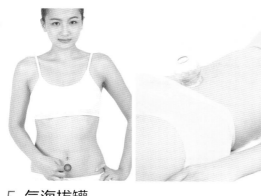

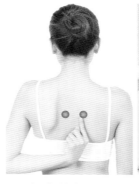

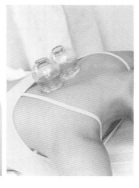

## 5 气海拔罐

将火罐吸附在气海穴上，留罐10分钟，以局部皮肤泛红、充血为度。

## 6 心俞拔罐

将火罐扣在心俞穴上，留罐15分钟，以局部皮肤泛红、充血为度。

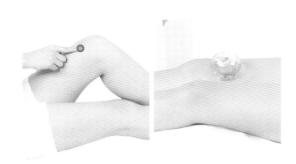

## 7 血海拔罐

将火罐吸附在血海穴上，留罐10分钟，以局部皮肤泛红、充血为度。

### TIPS

盆腔炎多发生在性活跃期妇女，尤其是初次性交年龄小、有多个性伴侣者。

# 随证加穴

## 中医辨证分型

①湿热下注

经前或经后发热，下腹部疼痛拒按，带色黄，气臭秽，阴中瘙痒，小便黄赤。

②脾气虚弱

带下色白或淡黄无臭，质黏稠，连绵不断，面色萎黄，神疲乏力，食欲不振，大便溏薄。

## 湿热下注——次髎

将火罐迅速扣在次髎穴上，留罐15分钟，以皮肤泛红为度。

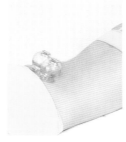

## 脾气虚弱——脾俞

将火罐迅速扣在脾俞穴上，留罐15分钟，以皮肤潮红为度。

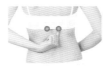

# 不孕症

不孕症是指夫妇同居而未避孕，经过较长时间不怀孕者。临床上分原发性不孕和继发性不孕两种。同居3年以上未受孕者，称原发性不孕；婚后曾有过妊娠，相距3年以上未受孕者，称继发性不孕。不孕是由很多因素引起的，多由于流产、妇科疾病、压力过大和减肥等引起。

## 基础拔罐手法

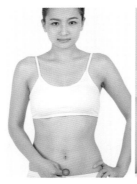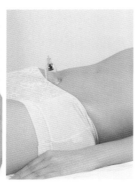

### 1 关元拔罐

取适宜气罐，将气罐迅速吸附在关元穴上，留罐10分钟，以局部皮肤泛红、有抽紧感为佳。

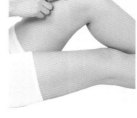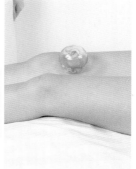

### 2 血海拔罐

将棉球点燃后，伸入罐内马上抽出，将火罐吸附在血海穴上，留罐10分钟，以局部皮肤泛红、充血为度。

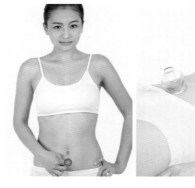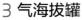

### 3 气海拔罐

将火罐吸附在气海穴上，留罐10分钟，以局部皮肤泛红、充血为度。

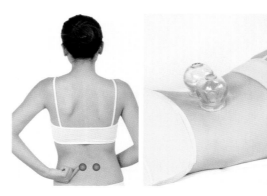

### 4 肾俞拔罐

将火罐扣在肾俞穴上，留罐10分钟，以局部皮肤潮红为度。

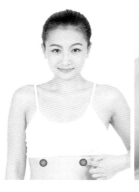
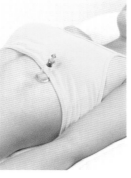
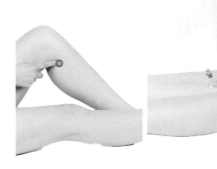

## 5 期门拔罐

取适宜气罐，用拔罐器将气罐吸附在期门穴上，留罐10分钟，以局部皮肤泛红、充血为度。

## 6 阴陵泉拔罐

取适宜气罐，用拔罐器将气罐吸附在阴陵泉穴上，留罐15分钟，以局部皮肤有酸胀痛感为佳。

## 随证加穴

### 中医辨证分型

①肝气郁滞

婚后不孕，月经先后无定期，经量或多或少，色暗红有块，情志不畅，经前乳房胀满，胁肋疼痛，少腹胀痛，脉弦。

②痰湿内阻

婚后不孕，月经拖后，量少色淡，白带多且黏腻，形体多肥胖，胸闷，口中黏腻，苔薄白腻，脉滑。

③肾阳亏虚

婚后不孕，月经量少色淡，头晕耳鸣，腰酸形寒，小腹冷感，带少清稀，性欲淡漠，大便或溏，苔薄白，舌淡。

### 肝气郁滞——肝俞

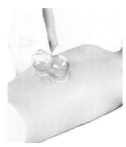

将火罐迅速扣在肝俞穴上，留罐10分钟，以皮肤充血为度。

### 痰湿内阻——丰隆

将气罐吸附在丰隆穴上，留罐15分钟，以皮肤泛红为度。

### 肾阳亏虚——命门

将火罐迅速扣在命门穴上，留罐15分钟，以皮肤泛红为度。

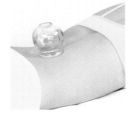
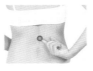

# 产后腹痛

扫二维码
看视频

产后腹痛是指女性分娩后，下腹部疼痛，属于分娩后的一种正常现象，一般疼痛2~3天，而后疼痛会自然消失，多则一周以内消失。若超过一周连续腹痛，伴有恶露量增多，有血块，有臭味等，则预示着盆腔内有炎症。

## 基础拔罐手法

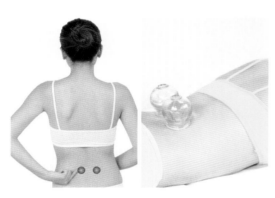
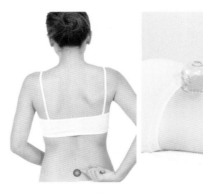

### 1 肾俞拔罐

将棉球点燃后，伸入罐内马上抽出，将火罐迅速扣在肾俞穴上，留罐10分钟，以局部皮肤潮红为度。

### 2 腰阳关拔罐

将棉球点燃后，伸入罐内马上抽出，将火罐迅速扣在腰阳关穴上，留罐10分钟，以被拔罐部位充血，少量瘀血被拔出为度。

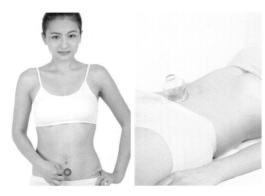
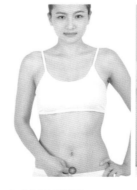
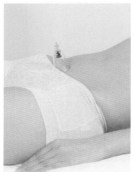

### 3 气海拔罐

将火罐吸附在气海穴上，留罐10分钟，以局部皮肤泛红、充血为度。

### 4 关元拔罐

将气罐吸附在关元穴上，留罐10分钟，以局部皮肤有酸胀痛感为佳。

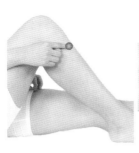
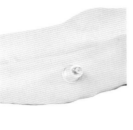

## 5 足三里拔罐

将气罐吸附在足三里穴上,留罐10分钟,以被拔罐部位充血,少量瘀血被拔出为度。

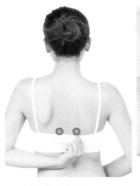
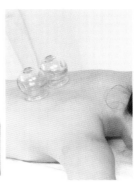

## 6 膈俞拔罐

将火罐扣在膈俞穴上,留罐15分钟,以局部皮肤泛红、充血为宜。

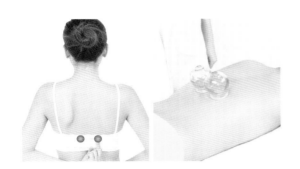

## 7 肝俞拔罐

将火罐扣在肝俞穴上,留罐10分钟,以被拔罐部位充血,少量瘀血被拔出为度。

### TIPS

观察子宫缩复情况,子宫底高度及恶露变化,如疑有胎盘残留,应检查处理。

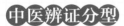

## 随证加穴

### 中医辨证分型

①血瘀腹痛

产后小腹疼痛或胀痛拒按,夜间加重,恶露色紫暗,量少不畅或有狭小血块,面色青白,四肢不温。

②血虚腹痛

产后小腹隐痛,喜按,恶露量少,色淡,头晕眼花,心悸,怔忡,面色萎黄。

### 血瘀腹痛——血海

将火罐吸附在血海穴上,留罐10～15分钟,皮肤泛红即可。

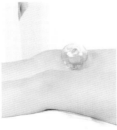

### 血虚腹痛——三阴交

将气罐吸附在三阴交穴上,留罐10分钟,以皮肤充血为度。

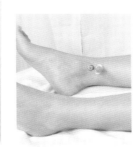

# 产后缺乳

扫二维码
看视频

产后缺乳是指产后乳汁分泌量少，不能满足婴儿需要的一种症状。乳汁的分泌与乳母的精神状态、情绪和营养状况、睡眠质量都是相关联的。中医认为本病多因素体虚弱，或生产时失血过多，以致气血亏虚，乳汁化源不足，或情志失调，气机不畅所致。

## 基础拔罐手法

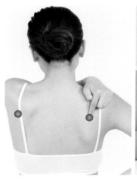
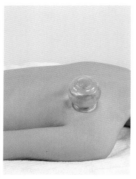

### 1 天宗拔罐

将棉球点燃后，伸入罐内马上抽出，将火罐迅速吸附在天宗穴上，留罐10分钟，以局部皮肤潮红为度。

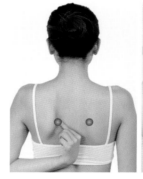
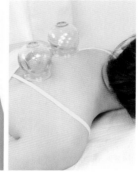

### 2 膏肓拔罐

将棉球点燃后，伸入罐内马上抽出，将火罐迅速扣在膏肓穴上，留罐10分钟，以局部皮肤有酸胀痛感为佳。

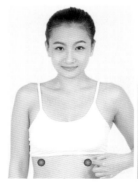
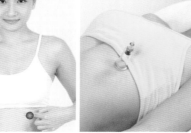

### 3 期门拔罐

将气罐吸附在期门穴上，留罐10分钟，以局部皮肤泛红、充血为度。

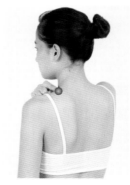
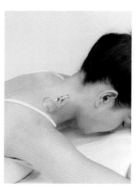

### 4 肩井拔罐

将气罐吸附在肩井穴上，留罐10分钟，以被拔罐部位充血，少量瘀血被拔出为度。

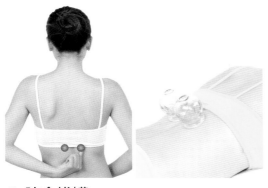

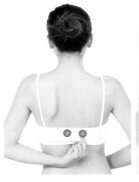
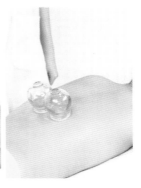

## 5 脾俞拔罐

将火罐扣在脾俞穴上，留罐15分钟，以局部皮肤潮红为度。

## 6 肝俞拔罐

将火罐迅速扣在肝俞穴上，留罐10分钟，以拔罐部位充血，少量瘀血被拔出为度。

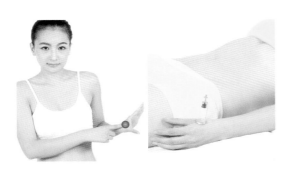

## 7 合谷拔罐

用拔罐器将气罐吸附在合谷穴上，留罐10分钟，以局部皮肤潮红为度。

### TIPS

母乳含DHA及AA，对婴儿脑部发育很重要，其乳清蛋白能避免小儿胃肠过敏。

## 随证加穴

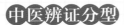

### 中医辨证分型

①肝郁气滞

产后乳少或无乳，乳汁清稀，乳房柔软，面白无华，神疲乏力，舌淡，少苔，脉虚细。

②气血亏虚

产后乳汁少或无乳，乳汁浓稠，乳房胀硬或疼痛，情志抑郁，苔薄黄，脉弦。

### 肝郁气滞——太冲

用拔罐器将气罐吸附在太冲穴，留罐15分钟。

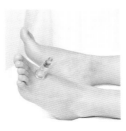

### 气血亏虚——中脘

将火罐吸拔在中脘穴上，留罐15分钟，皮肤潮红即可。

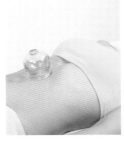
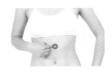

# 乳腺增生

乳腺增生是女性最常见的乳房疾病，其发病率占乳腺疾病的首位。乳腺增生症是指正常乳腺小叶生理性增生与复旧不全，乳腺正常结构出现紊乱。临床表现为乳房疼痛、乳房肿块及乳房溢液等。本病多认为由内分泌失调、精神、环境因素、服用激素等所致。

## 基础拔罐手法

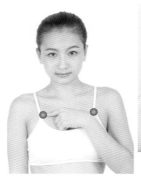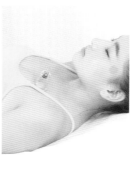

### 1 屋翳拔罐

把气罐吸附于屋翳穴上，留罐10分钟，以局部皮肤泛红、充血为度。

### 2 乳根拔罐

把气罐吸附于乳根穴上，留罐10分钟，以局部皮肤潮红为度。

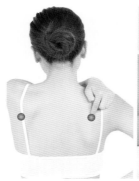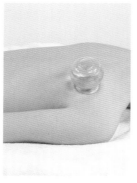

### 3 天宗拔罐

将火罐扣在天宗穴上，留罐10分钟，以局部皮肤泛红、充血为度。

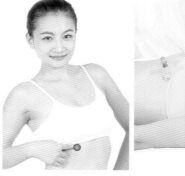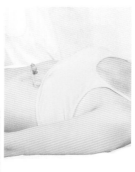

### 4 肩井拔罐

将气罐吸附在肩井穴上，留罐10分钟，以被拔罐部位充血，少量瘀血被拔出为度。

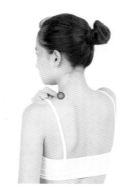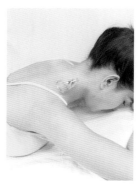

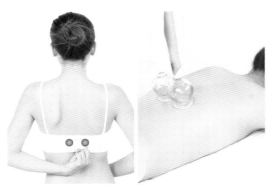
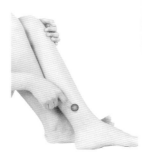
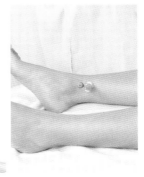

## 5 肝俞拔罐

用火罐法迅速将火罐扣在肝俞穴上，留罐10分钟，以被拔罐部位充血为度。

## 6 三阴交拔罐

将气罐吸附在三阴交穴上，留罐10分钟，以被拔罐部位充血，少量瘀血被拔出为度。

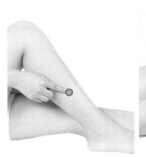
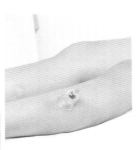

## 7 丰隆拔罐

用拔罐器将气罐吸附在丰隆穴上，留罐10分钟，以被拔罐部位充血为度。

### TIPS

常吃海带，有缩小肿块的作用，另可多吃橘饼、牡蛎等行气散结之品。孕妇除外。

# 随证加穴

### 中医辨证分型

①气滞痰凝

乳房胀痛，可触及硬块，质韧，经前加重，胸胁胀满，疼痛和肿块随情志变化。

②气滞血瘀

乳房刺痛，疼痛部位固定，肿块质韧，有触痛，肿块和疼痛经期前加重，经期后缓解，伴月经有块。

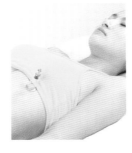

### 气滞痰凝——期门

将气罐吸附在期门穴上，留罐10分钟，以皮肤潮红为度。

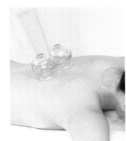

### 气滞血瘀——膈俞

将火罐迅速扣在膈俞穴上，留罐15分钟，以皮肤潮红为度。

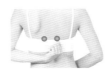

# 更年期综合征

扫二维码
看视频

更年期综合征是指女性卵巢功能逐渐衰退，人体雌激素分泌量减少，引起的植物神经功能失调，以代谢障碍为主的一系列疾病，称更年期综合征。多发于45岁以上的女性，其临床主要表现有月经紊乱，伴潮热、心悸、胸闷、烦躁不安、失眠、小便失禁等症状。

## 基础拔罐手法

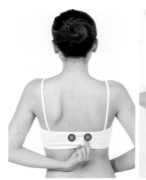
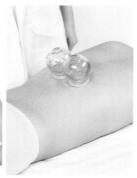

### 1 肝俞拔罐

将火罐迅速扣在肝俞穴上，留罐10分钟，以被拔罐部位充血，并有少量瘀血被拔出为度。

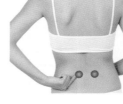
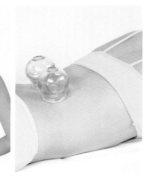

### 2 肾俞拔罐

将棉球点燃后，伸入罐内马上抽出，将火罐迅速扣在肾俞穴上，留罐10分钟，以局部皮肤潮红为度。

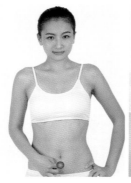
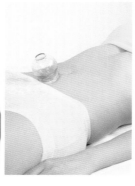

### 3 气海拔罐

将火罐吸附在气海穴上，留罐10分钟，以局部皮肤泛红、充血为度。

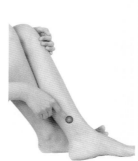
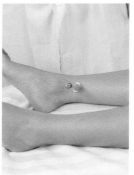

### 4 三阴交拔罐

将气罐吸附在三阴交穴上，留罐10分钟，以被拔罐部位充血，少量瘀血被拔出为度。

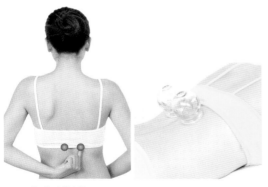

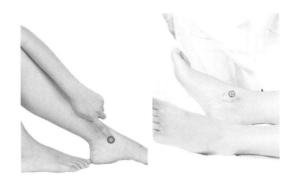

### 5 脾俞拔罐

将火罐扣在脾俞穴上，留罐15分钟，以局部皮肤潮红为度。

### 6 照海拔罐

将气罐吸附在照海穴上，留罐15分钟，以局部皮肤有酸胀痛感为度。

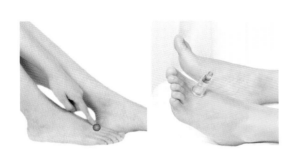

### 7 太冲拔罐

将气罐吸附在太冲穴，留罐15分钟，以局部皮肤泛红、充血为度。

TIPS

妇女从围绝经期开始，骨质吸收速度大于骨质生成，应注意防治骨质疏松。

## 随证加穴

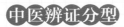

### 中医辨证分型

①阴虚火旺

绝经前后烘热出汗，急躁易怒，头痛头晕，腰酸耳鸣，口干咽燥，大便干结，或月经失调。

②脾肾阳虚

绝经前后腰酸畏寒，面色发白，食少，腹泻，面肢肿胀，月经量少、色淡。

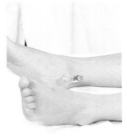

### 阴虚火旺——太溪

将气罐吸附在太溪穴上，留罐15分钟，以皮肤泛红为度。

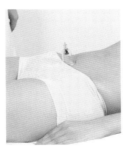

### 脾肾阳虚——关元

将气罐吸附在关元穴上，留罐10分钟，以皮肤泛红为佳。

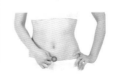


PART 4 温阳散寒调气血，两性隐疾一拔灵

「罐」拔病去，中医拔罐一学就会

129

# 慢性肾炎

扫二维码
看视频

慢性肾炎是一种以慢性肾小球病变为主的肾小球疾病。此病潜伏时间长，病情发展缓慢，可发生于任何年龄，但以中青年男性为主。慢性肾炎的症状各异，大部分患者有明显血尿、浮肿、高血压症状，并有全身乏力、纳差、腹胀、贫血等病症。

## 基础拔罐手法

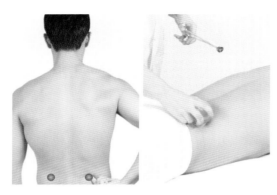

### 1 志室拔罐

将棉球点燃后，伸入罐内马上抽出，将火罐扣在志室穴上，留罐10分钟，以被拔罐部位充血，并有少量瘀血被拔出为度。

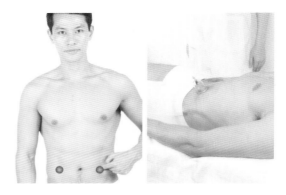

### 2 大横拔罐

将气罐吸附在大横穴上，留罐10分钟，以被拔罐部位泛红、充血，并有少量瘀血被拔出为度。

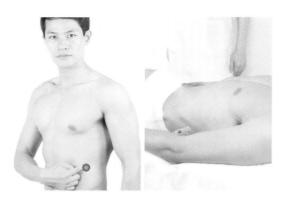

### 3 京门拔罐

将气罐吸附在京门穴上，留罐10分钟，以局部皮肤泛红、充血为度。

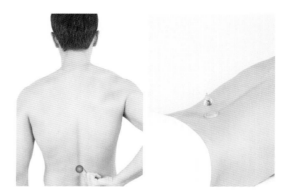

### 4 命门拔罐

取适中气罐，将气罐吸附在命门穴上，留罐15分钟，以局部皮肤泛红、充血为度。

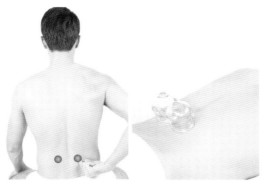
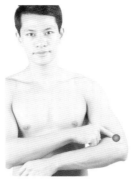
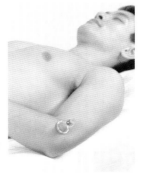

## 5 肾俞拔罐

将火罐扣在肾俞穴上，留罐15分钟，以被拔罐部位充血，少量瘀血被拔出为度。

## 6 曲池拔罐

将气罐吸拔在曲池穴上，留罐15分钟，以局部皮肤泛红、充血为度。

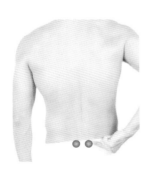

## 7 次髎拔罐

将火罐扣在次髎穴上，留罐15分钟，以局部皮肤泛红、充血为度。

**TIPS**

感染、劳累、妊娠及肾毒性药物等均可能导致肾功能恶化。

## 随证加穴

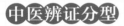

### 中医辨证分型

①脾虚湿蕴

周身浮肿明显，可伴胸水、腹水，尿少，畏寒肢冷，神疲倦怠，腰脊酸痛或胫酸腿软，不思饮食或腹泻。

②瘀血内阻

面色无华或面色晦暗，乏力，伴见血尿，持续低热，脉细涩。

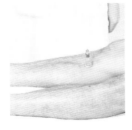

### 脾虚湿蕴——阴陵泉

将气罐吸附在阴陵泉穴上，留罐10分钟，以皮肤充血为度。

### 瘀血内阻——膈俞

将火罐迅速扣在膈俞穴上，留罐15分钟，以皮肤充血为宜。

# 前列腺炎

扫二维码
看视频

前列腺炎是成年男性常见病之一，临床表现具有多样化的特征，以尿道刺激症状和慢性盆腔疼痛为其主要表现。其中尿道症状为尿急，尿频，排尿时有烧灼感，排尿疼痛，可伴有排尿终末血尿或尿道脓性分泌物等。

## 基础拔罐手法

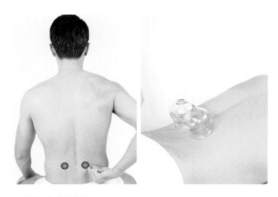

### 1 肾俞拔罐

将棉球点燃后，伸入罐内马上抽出，将火罐扣在肾俞穴上，留罐15分钟，以被拔罐部位充血，并有少量瘀血被拔出为度。

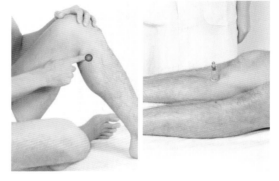

### 2 阴陵泉拔罐

用拔罐器将气罐吸附在阴陵泉穴上，留罐15分钟，以局部皮肤有酸胀痛感为佳。

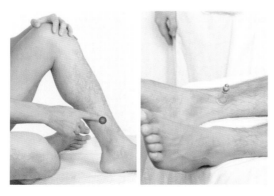

### 3 三阴交拔罐

用拔罐器将气罐吸附在三阴交穴上，留罐15分钟，以局部皮肤泛红、充血为度。

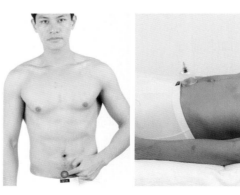

### 4 关元拔罐

将气罐吸附在关元穴上，留罐10分钟，以局部皮肤有酸胀痛感为佳。

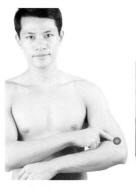
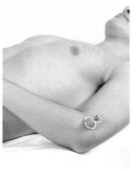

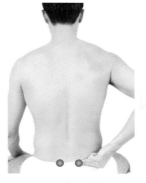
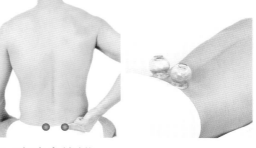

### 5 曲池拔罐

将气罐吸拔在曲池穴上，留罐15分钟，以局部皮肤有酸胀痛感为佳。

### 6 膀胱俞拔罐

将火罐扣在膀胱俞穴上，留罐15分钟，以局部皮肤有酸胀痛感为佳。

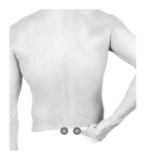
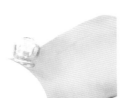

### 7 次髎拔罐

将火罐扣在次髎穴上，留罐15分钟，以局部皮肤泛红、充血为度。

**TIPS**

慢性细菌性前列腺炎可导致反复尿路感染及不育。

## 随证加穴

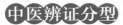

### 中医辨证分型

①气滞血瘀

颜面可有黑斑，尿末滴白量少，以疼痛为主，少腹、会阴部、腰骶、尿道等处刺痛或胀痛。

②中气不足

小便清长，或尿频急而不痛，尿终滴白，会阴部坠胀感明显。

### 气滞血瘀——膈俞

将火罐吸拔在膈俞穴上，留罐15分钟，以皮肤潮红为度。

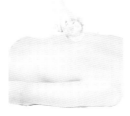
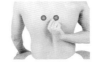

### 中气不足——脾俞

将火罐扣在脾俞穴上，留罐10~15分钟，皮肤泛红即可。

# 膀胱炎

扫二维码
看视频

膀胱炎是泌尿系统最常见的疾病，多见于女性。膀胱炎大多是由于细菌感染所引起，过于劳累、受凉、长时间憋尿、性生活不洁也容易发病。初起表现症状轻微，仅有膀胱刺激症状，如尿频、尿急、尿痛、脓尿、血尿等，经治疗，疾病会很快痊愈。膀胱炎分为急性与慢性两种，两者可互相转化。

## 基础拔罐手法

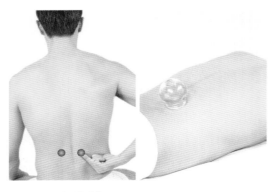

### 1 三焦俞拔罐

将棉球点燃后，伸入罐内马上抽出，将火罐扣在三焦俞穴上，留罐15分钟，以局部皮肤有酸胀痛感为佳。

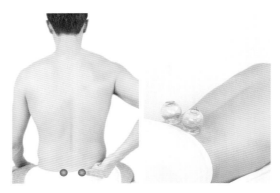

### 2 膀胱俞拔罐

将棉球点燃后，伸入罐内马上抽出，将火罐扣在膀胱俞穴上，留罐15分钟，以局部皮肤有酸胀痛感为佳。

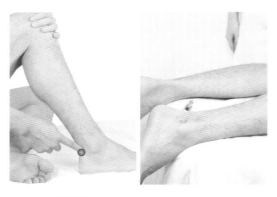

### 3 昆仑拔罐

将气罐吸附在昆仑穴上，留罐15分钟，以局部皮肤有抽紧感为度。

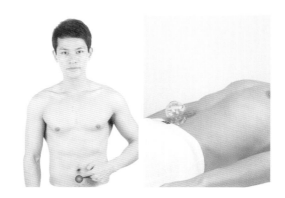

### 4 气海拔罐

将火罐吸附在气海穴上，留罐15分钟，以局部皮肤泛红、充血为度。

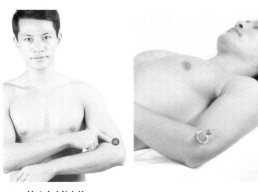

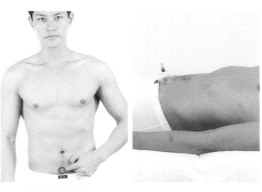

## 5 曲池拔罐

将气罐吸拔在曲池穴上，留罐15分钟，以局部皮肤泛红、充血为度。

## 6 关元拔罐

将气罐吸附在关元穴上，留罐15分钟，以局部皮肤泛红、充血为度。

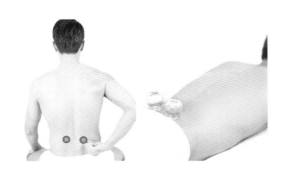

## 7 肾俞拔罐

将火罐扣在肾俞穴上，留罐15分钟，以被拔罐部位充血，少量瘀血被拔出为度。

### TIPS
注意个人卫生，勤换洗内裤，多喝水，及时排尿，不要憋尿。

## 随证加穴

### 中医辨证分型

①膀胱湿热
小便频急不爽，尿道灼热刺痛，尿黄浑浊，腰痛，恶寒发热，大便干结。

②阴虚湿热
尿频不畅，解时刺痛，腰酸乏力，午后低热，手足烦热，口干口苦，舌质红，苔薄黄，脉细数。

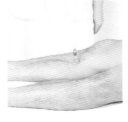

### 膀胱湿热——阴陵泉

将气罐吸附在阴陵泉穴上，留罐10分钟，以皮肤泛红为度。

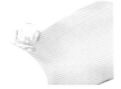

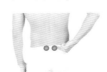

### 阴虚湿热——次髎

将火罐迅速扣在次髎穴上，留罐15分钟，以皮肤泛红为度。

# 尿道炎

扫二维码
看视频

尿道炎是由于尿道损伤、尿道内异物、尿道梗阻、邻近器官出现炎症或性生活不洁等原因引起的尿道细菌感染。因女性尿道短、直，所以患者多见于女性。患有尿道炎的人常会有尿频、尿急、排尿时有烧灼感以致排尿困难症状，而且有的还有较多尿道分泌物，开始为黏液性，逐渐变为脓性。

## 基础拔罐手法

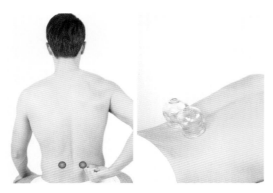
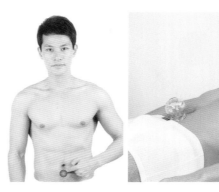

### 1 肾俞拔罐

将棉球点燃后，伸入罐内马上抽出，将火罐扣在肾俞穴上，留罐10分钟，以局部皮肤潮红为度。

### 2 气海拔罐

将棉球点燃后，伸入罐内马上抽出，将火罐扣在气海穴上，留罐10分钟，以局部皮肤潮红为度。

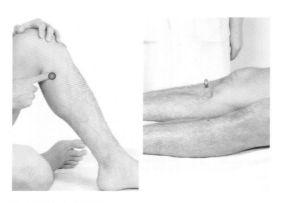
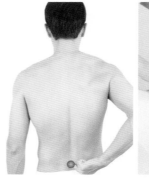
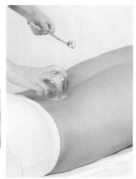

### 3 阴陵泉拔罐

用拔罐器将气罐吸附在阴陵泉穴上，留罐10分钟，以局部皮肤有酸胀痛感为佳。

### 4 腰阳关拔罐

将火罐扣在腰阳关穴上，留罐10分钟，以被拔罐部位充血，少量瘀血被拔出为度。

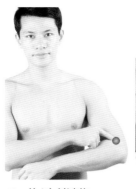
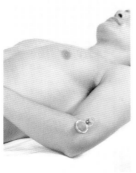
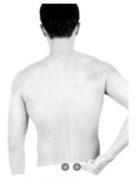

## 5 曲池拔罐

将气罐吸拔在曲池穴上，留罐15分钟，以局部皮肤泛红、充血为度。

## 6 次髎拔罐

将火罐扣在次髎穴上，留罐15分钟，以局部皮肤泛红、充血为度。

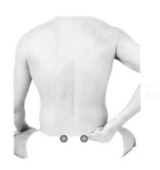
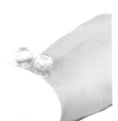

## 7 膀胱俞拔罐

将火罐扣在膀胱俞穴上，留罐15分钟，以局部皮肤有酸胀痛感为佳。

### TIPS

急性期应多饮水，以增加尿量，对尿道有冲洗作用。

## 随证加穴

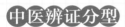

### 中医辨证分型

①膀胱湿热

小便频急不爽，尿道灼热刺痛，尿黄浑浊，腰痛，恶寒发热，大便干结。

②肝胆郁热

小便黄赤，寒热往来，烦躁不安，胸胁胀痛，食欲减退，口苦，呕吐，苔黄白相间，脉弦数。

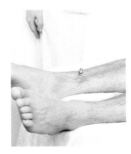

### 膀胱湿热——三阴交

将气罐吸附在三阴交穴上，留罐15分钟，以皮肤泛红为度。

### 肝胆郁热——肝俞

用火罐法迅速将火罐扣在肝俞穴上，留罐10分钟。

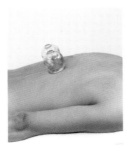
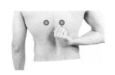

# 尿潴留

扫二维码
看视频

尿潴留是指膀胱内积有大量尿液而不能排出的疾病，分为急性尿潴留和慢性尿潴留。前者表现为急性发生的膀胱胀满而无法排尿现象，患者常常因有明显尿意而不能排出引起疼痛，导致焦虑不适。后者是由于持久而严重的梗阻病变引起排尿困难，表现为尿频、尿不尽，下腹胀满不适，可出现充溢性尿失禁。

## 基础拔罐手法

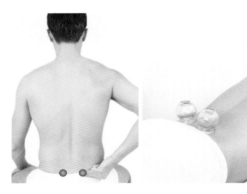

### 1 膀胱俞拔罐

将棉球点燃后，伸入罐内马上抽出，将火罐扣在膀胱俞穴上，留罐10分钟，以局部皮肤有抽紧感为度。

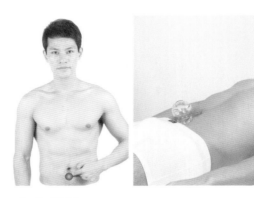

### 2 气海拔罐

将棉球点燃后，伸入罐内马上抽出，将火罐吸附在气海穴上，留罐10分钟，以局部皮肤泛红、充血为度。

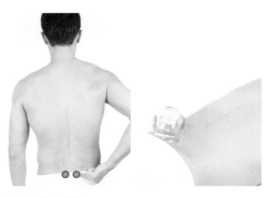

### 3 次髎拔罐

将火罐扣在次髎穴上，留罐15分钟，以局部皮肤泛红、充血为度。

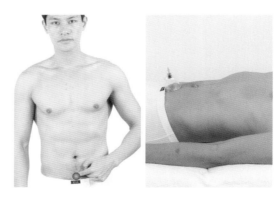

### 4 关元拔罐

将气罐吸附于关元穴上，留罐10分钟，以被拔罐部位充血，少量瘀血被拔出为度。

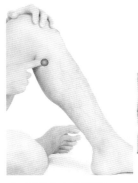
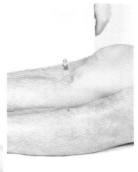
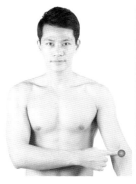
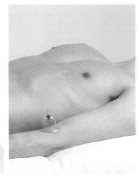

### 5 阴陵泉拔罐

将气罐吸附在阴陵泉穴上，留罐10分钟，以局部皮肤泛红、充血为度。

### 6 尺泽拔罐

将气罐吸附在尺泽穴上，留罐15分钟，以局部皮肤潮红为度。

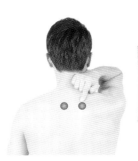
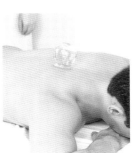

### 7 肺俞拔罐

将火罐扣在肺俞穴上，留罐15分钟，以局部皮肤有抽紧感为度。

**TIPS**

慢性尿潴留，此时常无疼痛，经常有少量持续排尿，又称假性尿失禁。

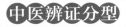

## 随证加穴

### 中医辨证分型

①湿热内蕴

小便难出，有排不尽感，兼见小腹胀满，口渴不欲饮，苔黄腻，脉数。

②瘀血阻滞

排尿不畅，甚至点滴而出，尿时疼痛，兼见小腹满痛，舌紫暗或有瘀点，脉涩。

### 湿热内蕴——曲池

用拔罐器将气罐吸拔在曲池穴上，留罐15分钟。

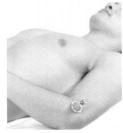

### 瘀血阻滞——血海

将气罐吸拔在血海穴上，留罐10分钟，以皮肤泛红为度。

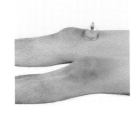
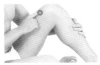

# 早泄

扫二维码
看视频

　　早泄是指性交时间极短，或阴茎插入阴道就射精，随后阴茎即疲软，不能正常进行性交的一种病症，是一种最常见的男性性功能障碍。中医认为多由于房劳过度或频犯手淫，导致肾精亏耗，肾阴不足，相火偏亢，或体虚羸弱，虚损遗精日久，肾气不固，导致肾阴阳俱虚所致。

## 基础拔罐手法

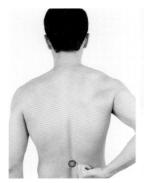
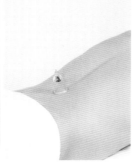

### 1 命门拔罐

将气罐吸附在命门穴上，留罐10分钟，以局部皮肤有抽紧感为度。

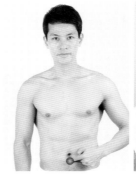
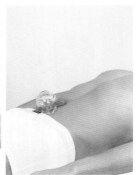

### 2 气海拔罐

将棉球点燃后，伸入罐内马上抽出，将火罐吸附在气海穴上，留罐10分钟，以局部皮肤泛红、充血为度。

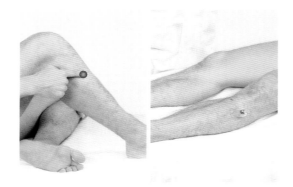
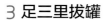

### 3 足三里拔罐

将气罐吸附在足三里穴上，留罐10分钟，以被拔罐部位充血，少量瘀血被拔出为度。

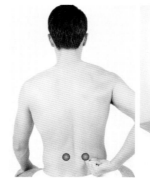
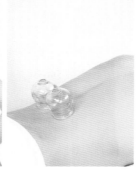

### 4 肾俞拔罐

将火罐扣在肾俞穴上，留罐15分钟，以被拔罐部位充血，少量瘀血被拔出为度。

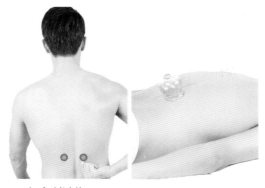

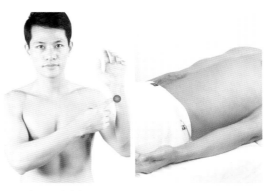

### 5 脾俞拔罐

将火罐扣在脾俞穴上，留罐15分钟，以局部皮肤潮红为度。

### 6 内关拔罐

将气罐吸附在内关穴上，留罐15分钟，以局部皮肤泛红、充血为度。

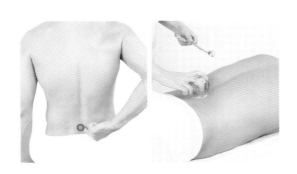

### 7 腰阳关拔罐

将火罐扣在腰阳关穴上，留罐10分钟，以被拔罐部位充血，少量瘀血被拔出为度。

#### TIPS
心理治疗对于早泄是很重要的，患者应该端正心态，积极接受治疗。

## 随证加穴

### 中医辨证分型

①肝经湿热

性欲亢进，交则早泄，伴头晕眼花，口苦咽干，心烦易怒，阴囊湿痒，小便黄赤。

②肾虚不固

早泄，性欲减退，伴遗精，甚则勃起功能障碍，腰膝酸软，小便清长或不利，面色苍白。

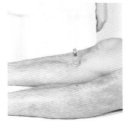

### 肝经湿热——阴陵泉

将气罐吸附在阴陵泉穴上，留罐10分钟，以皮肤泛红为佳。

### 肾虚不固——志室

将火罐迅速扣在志室穴上，留罐10分钟，以皮肤充血为度。

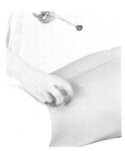

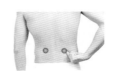

# 阳痿

扫二维码
看视频

阳痿即勃起功能障碍，是指在企图性交时，阴茎勃起硬度不足以插入阴道，或阴茎勃起硬度维持时间不足于完成满意的性生活的病症。男性阴茎勃起是一个复杂的过程，与大脑、激素、情感、神经、肌肉和血管等都有关联。前面一个或多个出现问题都有可能导致男性勃起功能障碍。

## 基础拔罐手法

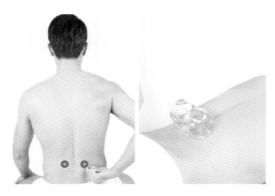

### 1 肾俞拔罐

将棉球点燃后，伸入罐内马上抽出，将火罐扣在肾俞穴上，留罐10分钟，以局部皮肤潮红为度。

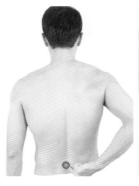

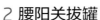

### 2 腰阳关拔罐

将棉球点燃后，伸入罐内马上抽出，将火罐扣在腰阳关穴上，留罐10分钟，以被拔罐部位充血，并有少量瘀血被拔出为度。

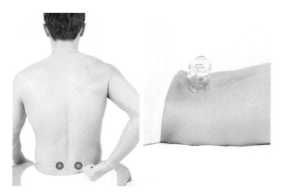

### 3 关元俞拔罐

将火罐扣在关元俞穴上，留罐10分钟，以被拔罐部位充血，少量瘀血被拔出为度。

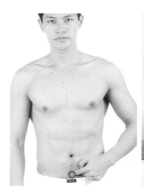

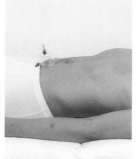

### 4 关元拔罐

将气罐吸附于关元穴上，留罐10分钟，以被拔罐部位充血，少量瘀血被拔出为度。

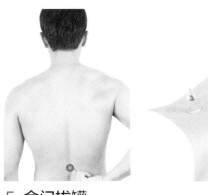

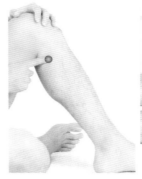

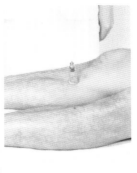

## 5 命门拔罐

将气罐吸附在命门穴上，留罐10分钟，以局部皮肤有抽紧感为度。

## 6 阴陵泉拔罐

用拔罐器将气罐吸附在阴陵泉穴上，留罐10分钟，以局部皮肤有酸胀痛感为佳。

## 7 脾俞拔罐

将火罐扣在脾俞穴上，留罐15分钟，以局部皮肤潮红为度。

### TIPS

男子在发热、过度疲劳、情绪不佳等情况下出现一时性的或一个阶段的阳痿。

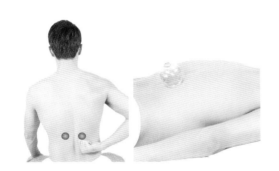

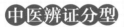

## 随证加穴

### 中医辨证分型

①心脾两虚

阴茎勃起困难，时有遗精，头晕耳鸣，心悸气短，面色苍白，口唇指甲淡白。

②湿热下注

阴茎痿软，阴囊潮湿，睾丸胀痛，或伴有血精，阴茎中痒痛，尿黄混浊，尿后点滴不尽。

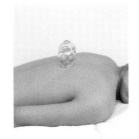

### 心脾两虚——心俞

将火罐迅速扣在心俞穴上，留罐15分钟，以皮肤泛红为度。

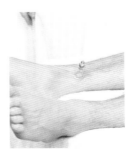

### 湿热下注——三阴交

将气罐吸附在三阴交穴上，留罐15分钟，以皮肤泛红为度。

# 遗精

扫二维码
看视频

遗精是指无性交而精液自行外泄的一种男性疾病。睡眠时精液外泄者为梦遗；清醒时精液外泄者为滑精，无论是梦遗还是滑精都统称为遗精。一般成人男性遗精一周不超过1次属正常的生理现象。如果一周数次或一日数次，并伴有精神萎靡、腰酸腿软、心慌气喘，则属于病理性的。

## 基础拔罐手法

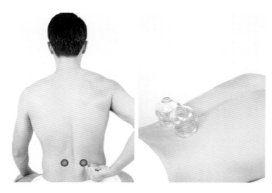

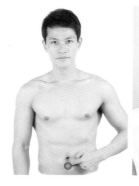

### 1 肾俞拔罐

将棉球点燃后，伸入罐内马上抽出，将火罐扣在肾俞穴上，留罐15分钟，以被拔罐部位充血，并有少量瘀血被拔出为度。

### 2 气海拔罐

将棉球点燃后，伸入罐内马上抽出，将火罐吸附在气海穴上，留罐15分钟，以局部皮肤泛红、充血为度。

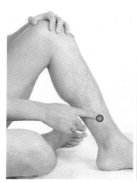

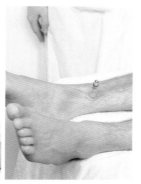

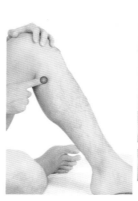

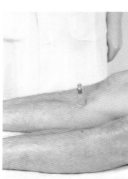

### 3 三阴交拔罐

用拔罐器将气罐吸附在三阴交穴上，留罐15分钟，以局部皮肤泛红、充血为度。

### 4 阴陵泉拔罐

将气罐吸附在阴陵泉上，留罐15分钟，以局部皮肤泛红、充血为度。

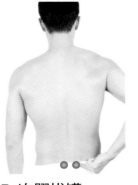
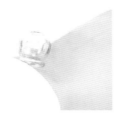
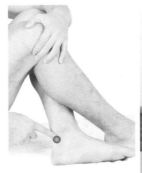
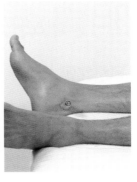

### 5 次髎拔罐

将火罐扣在次髎穴上，留罐15分钟，以局部皮肤泛红、充血为度。

### 6 太溪拔罐

将气罐吸附在太溪穴上，留罐15分钟，以局部皮肤有抽紧感为度。

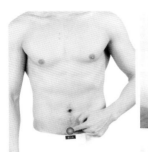
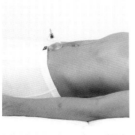

### 7 关元拔罐

将气罐扣于关元穴上，留罐15分钟，以局部皮肤泛红、充血为度。

**TIPS**

注意生活起居，节制性欲，戒除手淫，夜晚进食不宜过饱，睡前用温水洗脚。

## 随证加穴

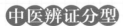

### 中医辨证分型

①心脾两虚

劳累则遗精，心悸不宁，失眠健忘，面色萎黄，四肢困倦，食少，腹泻。

②心肾不交

少寐多梦，梦中遗精，伴有心中烦热，头晕眼花，精神不振，倦怠乏力，心悸不宁，善恐健忘。

### 心脾两虚——足三里

将气罐吸附在足三里穴上，留罐15分钟，以皮肤潮红为度。

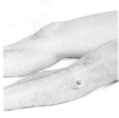

### 心肾不交——心俞

将火罐吸拔在心俞穴上，留罐15分钟，以皮肤充血为度。

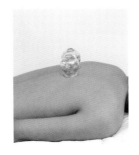

# 阴囊潮湿

扫二维码
看视频

阴囊潮湿是指由于脾虚肾虚、药物过敏、缺乏维生素、真菌滋生等原因引起的男性阴囊糜烂、潮湿、瘙痒等症状，是一种男性特有的皮肤病。可分为急性期、亚急性期、慢性期三个过程。中医认为，风邪、湿邪、热邪、血虚、虫淫等为致病的主要原因。

## 基础拔罐手法

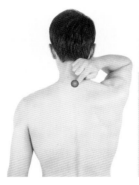
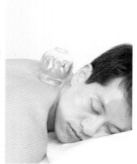

### 1 大椎拔罐

将棉球点燃后，伸入罐内马上抽出，将火罐扣在大椎穴上，留罐10分钟，以局部皮肤泛红、充血为度。

### 2 曲池拔罐

将气罐吸附在曲池穴上，留罐10分钟，以被拔罐部位泛红、充血，并有少量瘀血被拔出为度。

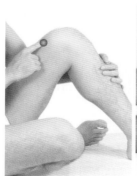
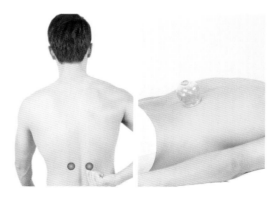

### 3 血海拔罐

用拔罐器将气罐吸附在血海穴上，留罐10~15分钟，以局部皮肤泛红、充血为度。

### 4 脾俞拔罐

将火罐扣在脾俞穴上，留罐15分钟，以局部皮肤潮红为度。

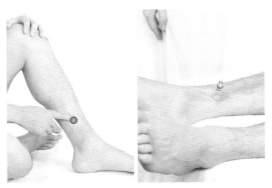

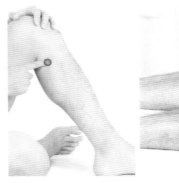

## 5 三阴交拔罐

用拔罐器将气罐吸附在三阴交穴上，留罐15分钟，以局部皮肤泛红、充血为度。

## 6 阴陵泉拔罐

将气罐吸附在阴陵泉穴上，留罐10分钟，以局部皮肤泛红、充血为度。

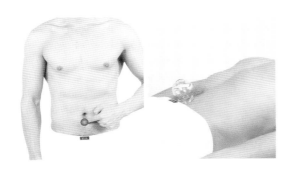

## 7 气海拔罐

用同样的方法将火罐扣在气海穴上，留罐15分钟，以局部皮肤潮红为度。

**TIPS**

有阴囊瘙痒时，要积极治疗，勿过度搔抓和烫洗，尤其是勿用肥皂水烫洗。

# 随证加穴

## 中医辨证分型

①肝经湿热

阴囊可见丘疹、小疮、脓疮，搔破后出现糜烂渗出、结痂等变化，阴囊皮肤红赤、灼痛，伴见口苦咽干，尿黄。

②血虚生风

阴囊皮肤增厚，粗糙如草，颜色发黑，瘙痒难忍。

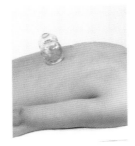

### 肝经湿热——肝俞

用火罐法迅速将火罐扣在肝俞穴上，留罐10分钟。

### 血虚生风——膈俞

将火罐迅速扣在膈俞穴上，留罐15分钟，以皮肤泛红为宜。

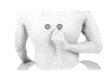

# 不育症

扫二维码
看视频

生育的基本条件是要具有正常的性功能和能与卵子结合的正常精子。不育症指正常育龄夫妇婚后有正常性生活，长期不避孕，却未生育。在已婚夫妇中发生不育者有15%，其中单纯女性因素为50%，单纯男性因素为30%左右。男性多由于男性内分泌疾病、生殖道感染、男性性功能障碍等引起。

## 基础拔罐手法

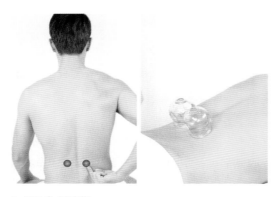

### 1 肾俞拔罐

将棉球点燃后，伸入罐内马上抽出，将火罐扣在肾俞穴上，留罐15分钟，以被拔罐部位充血，并有少量瘀血被拔出为度。

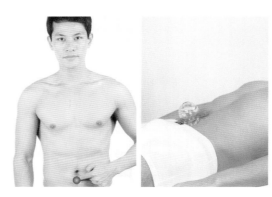

### 2 气海拔罐

将棉球点燃后，伸入罐内马上抽出，将火罐扣在气海穴上，留罐15分钟，以局部皮肤潮红为度。

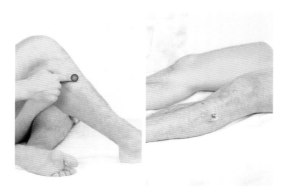

### 3 足三里拔罐

用拔罐器将气罐吸附在足三里穴上，留罐15分钟，以局部皮肤潮红为度。

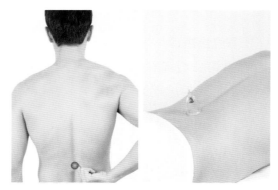

### 4 命门拔罐

用拔罐器将气罐吸附在命门穴上，留罐约10分钟，以局部皮肤有抽紧感为度。

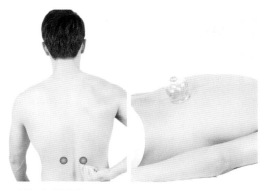
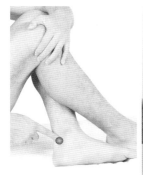
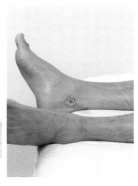

## 5 脾俞拔罐

将火罐扣在脾俞穴上，留罐15分钟，以局部皮肤潮红为度。

## 6 太溪拔罐

将气罐吸附在太溪穴上，留罐15分钟，以局部皮肤有抽紧感为度。

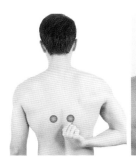
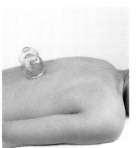

## 7 肝俞拔罐

用火罐法迅速将火罐扣在肝俞穴上，留罐10分钟，以局部皮肤潮红为度。

### TIPS

抗高血压药复方降压片、利血平、降压灵等可影响勃起功能，引起性欲下降。

## 随证加穴

### 中医辨证分型

①肾阳亏虚

婚久不育，性欲低下，阳痿，遗精，茎寒精冷，腰膝酸软，神疲乏力，四肢不温，小便清长。

②痰湿内阻

婚久不育，胃脘痞满，闷塞不舒，饮食减少，口淡不渴，或时有恶心，呕吐，头晕眼花，头重如裹。

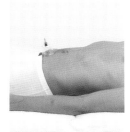

### 肾阳亏虚——关元

将气罐吸附在关元穴上，留罐15分钟，以皮肤泛红为度。

### 痰湿内阻——三阴交

将气罐吸附在三阴交穴上，留罐15分钟，以皮肤泛红为度。

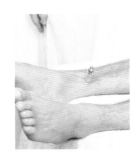
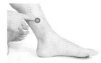

# 性冷淡

扫二维码
看视频

性冷淡是指由于疾病、精神、年龄等因素导致的性欲缺乏，即对性生活缺乏兴趣。性冷淡的主要生理症状主要体现在对性爱抚无反应或快感反应不足；无性爱快感，迟钝，缺乏性高潮；性器官发育不良或性器官萎缩，老化，细胞缺水，活性不足等。心理症状主要是对性爱恐惧、厌恶及心理抵触等。

## 基础拔罐手法

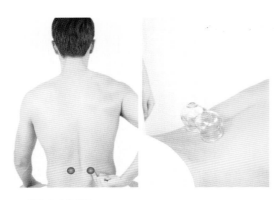

### 1 肾俞拔罐

将棉球点燃后，伸入罐内马上抽出，将火罐扣在肾俞穴上，留罐15分钟，以被拔罐部位充血，并有少量瘀血被拔出为度。

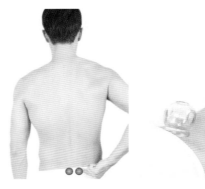

### 2 次髎拔罐

将棉球点燃后，伸入罐内马上抽出，将火罐扣在次髎穴上，留罐15分钟，以局部皮肤泛红、充血为度。

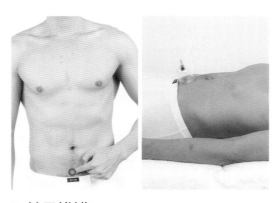

### 3 关元拔罐

将气罐扣于关元穴上，留罐15分钟，以局部皮肤泛红、充血为度。

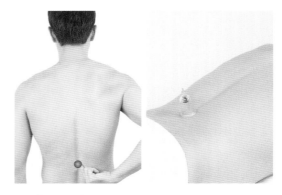

### 4 命门拔罐

用拔罐器将气罐吸附在命门穴上，留罐约10分钟，以局部皮肤有抽紧感为度。

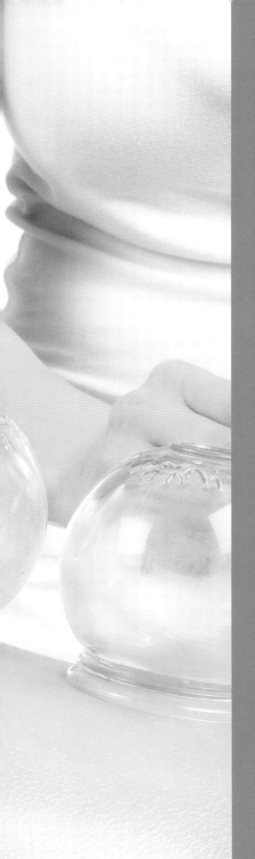

# PART 5

# 延年益寿保健康，"拔"走老年病

人年纪大了，或多或少会有点小病痛，毕竟老年人机体组织结构进一步老化，各器官功能逐步出现障碍，身体抵抗力逐步衰弱，活动能力降低。基础拔罐手法能够延缓机体衰老的速度，增强老年人的抵抗力，减轻各种老年病的并发症发生概率，保障老年人的身体健康。

# 高血压

高血压病是以动脉血压升高为主要临床表现的慢性全身性血管性疾病，血压高于140/90毫米汞柱即可诊断为高血压。本病早期无明显症状，部分患者会出现头晕、头痛、心悸、失眠、耳鸣、乏力、颜面潮红或肢体麻木等不适表现。中医认为本病多因精神过度紧张，饮酒过度，嗜食肥甘厚味等所致。

## 基础拔罐手法

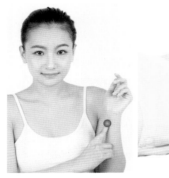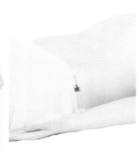

### 1 内关拔罐

取适宜气罐，用拔罐器将气罐吸附在内关穴上，留罐15分钟，以局部皮肤泛红、充血为度。

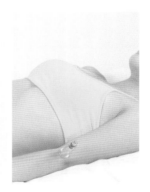

### 2 曲池拔罐

取适宜气罐，用拔罐器将气罐吸拔在曲池穴上，留罐15分钟，以局部皮肤泛红、充血为度。

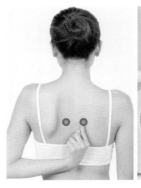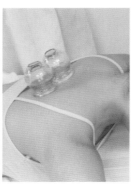

### 3 心俞拔罐

将火罐扣在心俞穴上，留罐15分钟，以局部皮肤泛红、充血为度。

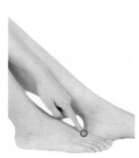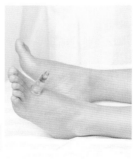

### 4 太冲拔罐

将气罐吸附在太冲穴，留罐15分钟，以局部皮肤泛红、充血为度。

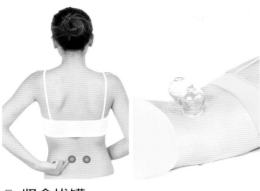

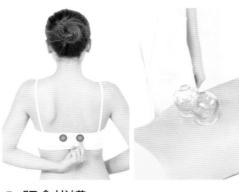

## 5 肾俞拔罐

将火罐扣在肾俞穴上，留罐15分钟，以被拔罐部位充血，有少量瘀血被拔出为度。

## 6 肝俞拔罐

用火罐法迅速将火罐扣在肝俞穴上，留罐10分钟，以被拔罐部位充血为度。

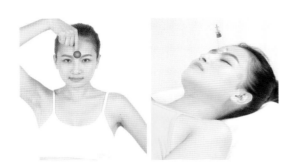

## 7 印堂拔罐

用拔罐器将气罐吸附在印堂穴上，留罐15分钟，以局部皮肤有抽紧感为度。

### TIPS

高血压的人群应定期监测血压，少吃盐，多吃含钾的食物，多做有氧运动。

# 随证加穴

## 中医辨证分型

①痰湿内阻

形体多肥胖，头痛而重，头晕眼花，胸闷，恶心，食欲减退，口不渴，平素痰多。

②肝阳上亢

头痛且胀，头晕眼花，烦躁易怒，睡眠不安，或伴见胸胁疼痛，面红，口苦，大便秘结，小便短赤。

## 痰湿内阻——丰隆

用拔罐器将气罐吸附在丰隆穴上，留罐15分钟。

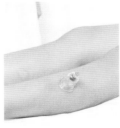

## 肝阳上亢——太溪

用拔罐器将气罐吸附在太溪穴上，留罐15分钟。

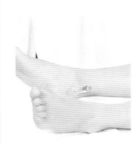

# 低血压

扫二维码
看视频

低血压指血压降低引起的一系列症状，部分人群无明显症状，病情轻微者可有头晕、头痛、脸色苍白等，严重者会出现直立性眩晕、四肢冰凉、心律失常等症状。这些症状主要由血压下降，血液循环缓慢，影响组织细胞氧气和营养的供应引起的。西医诊断低血压的标准为：血压值小于90/60毫米汞柱。

## 基础拔罐手法

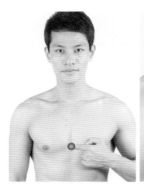
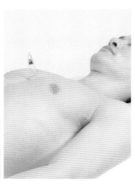

### 1 膻中拔罐

用拔罐器将气罐吸附在膻中穴上，留罐10～15分钟，以局部皮肤有抽紧感、泛红、充血为度。

### 2 气海拔罐

点燃棉球后，伸入罐内马上抽出，将火罐吸附在气海穴上，留罐10～15分钟，以局部皮肤有抽紧感、泛红、充血为度。

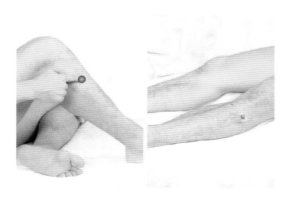
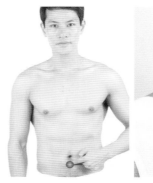
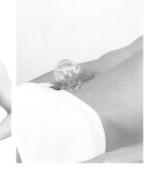
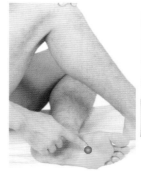
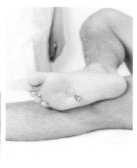

### 3 足三里拔罐

用拔罐器将气罐吸附在足三里穴上，留罐10～15分钟，以局部皮肤有抽紧感为度。

### 4 涌泉拔罐

将气罐吸附在涌泉穴上，留罐10～15分钟，以局部皮肤潮红为佳。

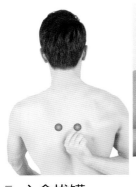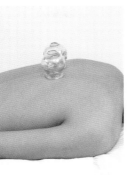

## 5 心俞拔罐

将火罐扣在心俞穴上，留罐10～15分钟，以被拔罐部位充血，有少量瘀血被拔出为度。

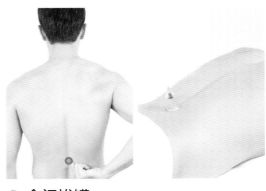

## 6 命门拔罐

取适中气罐，将气罐吸拔在命门穴上，留罐15分钟，局部皮肤有抽紧感即可。

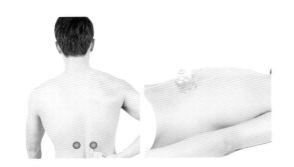

## 7 脾俞拔罐

将火罐扣在脾俞穴上，留罐10分钟，以被拔罐部位充血，有瘀血被拔出为度。

**TIPS**

每餐不宜吃得过饱，因为太饱会使回流心脏的血液相对减少。

## 随证加穴

### 中医辨证分型

①气血亏虚

血压较低，心慌气短，神疲乏力，面色苍白，头晕眼花，记忆力减退。

②肝肾阴虚

血压低，胁肋隐痛不适，头晕眼花，两眼干涩、发痒，手足心发热，腰膝酸软，潮热，盗汗。

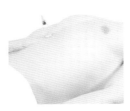

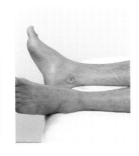

### 气血亏虚——中脘

将气罐吸附在中脘穴上，留罐15分钟，以皮肤泛红为度。

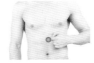

### 肝肾阴虚——太溪

将气罐吸附在太溪穴上，留罐15分钟，以有抽紧感为度。

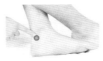

# 高血脂

扫二维码
看视频

血脂主要是指血清中的胆固醇和甘油三酯。无论是胆固醇含量增高，还是甘油三酯的含量增高，或是两者皆增高，统称为高脂血症。高血脂可直接引起一些严重危害人体健康的疾病，如脑卒中、冠心病、心肌梗死、心脏猝死等危险病症，也是导致高血压、糖尿病的一个重要危险因素。

## 基础拔罐手法

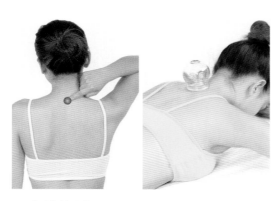

### 1 大椎拔罐

点燃棉球后，伸入罐内马上抽出，将火罐扣在大椎穴上，留罐10分钟，以局部皮肤泛红、充血为度。

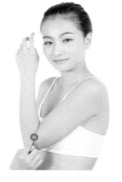

### 2 曲池拔罐

将气罐吸附在曲池穴上，留罐10分钟，以被拔罐部位充血、发紫，并有少量瘀血被拔出为度。

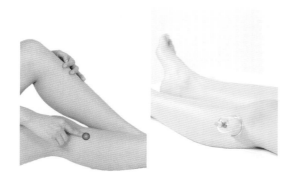

### 3 阳陵泉拔罐

用拔罐器将气罐吸附在阳陵泉穴上，留罐10分钟，以局部皮肤潮红为度。

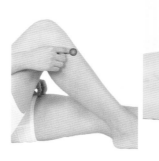

### 4 足三里拔罐

用拔罐器将气罐吸附在足三里穴上，留罐15分钟，以被拔罐部位充血为度。

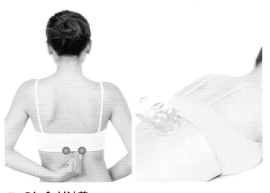

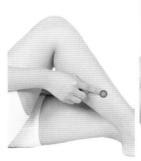

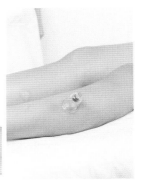

### 5 脾俞拔罐

将火罐扣在脾俞穴上，留罐15分钟，以局部皮肤潮红为度。

### 6 丰隆拔罐

将气罐吸附在丰隆穴上，留罐15分钟，以局部皮肤泛红、充血为度。

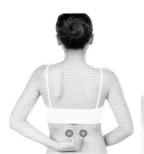

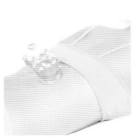

### 7 胃俞拔罐

将火罐扣在胃俞穴上，留罐15分钟，以局部皮肤有酸胀痛感为佳。

#### TIPS

吸烟可升高血浆胆固醇和甘油三酯水平，容易并发冠心病。

## 随证加穴

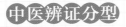

### 中医辨证分型

①胃热腑实

形体多肥胖，烦热，食欲亢盛，口渴便秘，舌苔黄腻或薄黄。

②痰淤内阻

眼睑处可有黄色瘤，胸闷或痛，头晕胀痛，肢体麻木或偏瘫，舌紫暗或舌上有瘀斑、瘀点。

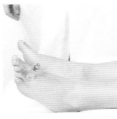

### 胃热腑实——内庭

将气罐吸附在内庭穴上，留罐15分钟，以皮肤抽紧为度。

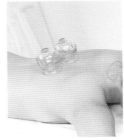

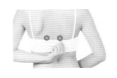

### 痰淤内阻——膈俞

将火罐扣在膈俞穴上，留罐约10分钟即可。

# 糖尿病

扫二维码
看视频

糖尿病是由于血中胰岛素相对不足，导致血糖过高，出现糖尿，进而引起脂肪和蛋白质代谢紊乱的常见的内分泌代谢性疾病。临床上可出现多尿、烦渴、多饮、多食、消瘦等表现，持续高血糖与长期代谢紊乱等症状可导致眼、肾、心血管系统及神经系统的损害及其功能障碍或衰竭。

## 基础拔罐手法

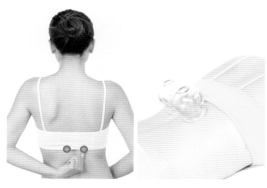

### 1 脾俞拔罐

点燃棉球后，伸入罐内马上抽出，将火罐扣在脾俞穴上，留罐15分钟，以局部皮肤潮红为度。

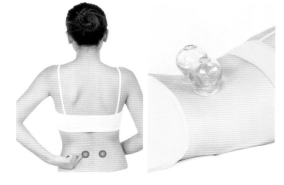

### 2 肾俞拔罐

将火罐扣在肾俞穴上，留罐15分钟，以被拔罐部位充血、发紫，并有少量瘀血被拔出为度。

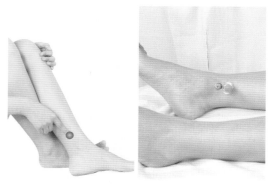

### 3 三阴交拔罐

用拔罐器将气罐吸附在三阴交穴上，留罐15分钟，以局部皮肤泛红、充血为度。

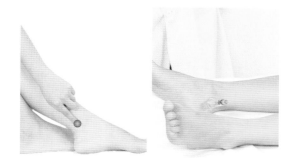

### 4 太溪拔罐

将气罐吸附在太溪穴上，留罐15分钟，以局部皮肤有抽紧感为度。

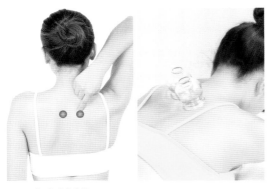

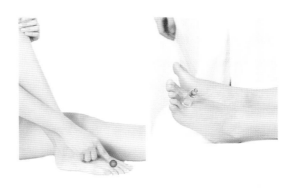

### 5 肺俞拔罐

将火罐扣在肺俞穴上，留罐15分钟，以局部皮肤有抽紧感为度。

### 6 内庭拔罐

将气罐吸附在内庭穴上，留罐15分钟，以局部皮肤有抽紧感为度。

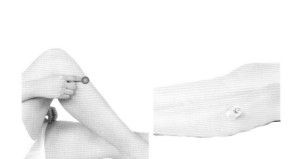

### 7 足三里拔罐

用拔罐器将气罐吸附在足三里穴上，留罐15分钟，以局部皮肤潮红为度。

**TIPS**

应定期监测血糖，注意控制饮食，迈开腿做运动。

## 随证加穴

### 中医辨证分型

①肺热伤津

烦渴多饮，口干舌燥，尿量频多，多食易饥，形体消瘦，大便干燥。见于糖尿病早期。

②胃火炽盛

食欲亢进，容易饥饿，形体消瘦，体重下降，大便干燥或便秘。

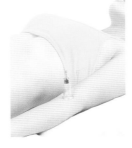

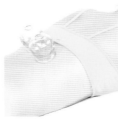

### 肺热伤津——尺泽

将气罐吸附在尺泽穴上，留罐15分钟，以皮肤潮红为度。

### 胃火炽盛——胃俞

将火罐扣在胃俞穴上，留罐约15分钟，以皮肤有胀感为佳。

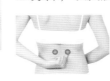

# 耳鸣、耳聋

扫二维码
看视频

　　耳鸣是以耳内鸣响为主证。耳聋是以听力减退或听觉丧失为主证。中医认为，本病多因暴怒、惊恐、肝胆风火上逆，以致少阳之气闭阻不通所致；或因外感风邪侵袭，壅遏清窍，或因肾气虚弱，精血不能上达于耳而成。

## 基础拔罐手法

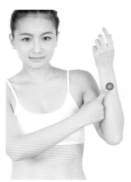
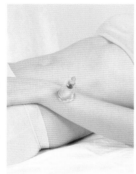

### 1 外关拔罐

取适宜气罐，用拔罐器将气罐吸附在外关穴上，留罐10分钟，以局部皮肤有抽紧感为度。

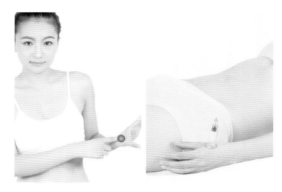

### 2 合谷拔罐

取适宜气罐，用拔罐器将气罐吸附在合谷穴上，留罐10分钟，以局部皮肤潮红、有抽紧感为度。

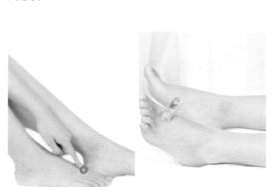

### 3 太冲拔罐

将气罐吸附在太冲穴上，留罐15分钟，以局部皮肤有抽紧感为度。

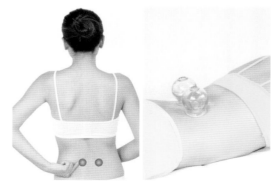

### 4 肾俞拔罐

将火罐扣在肾俞穴上，留罐15分钟，以被拔罐部位充血，有少量瘀血被拔出为度。

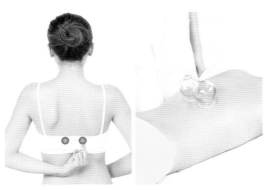

## 5 肝俞拔罐

用火罐法迅速将火罐扣在肝俞穴上，留罐10分钟，以局部皮肤泛红、充血为度。

## 6 气海拔罐

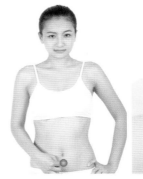

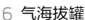

将火罐吸附在气海穴上，留罐15分钟，以局部皮肤泛红、充血为度。

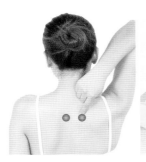

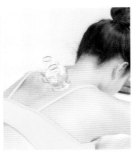

## 7 肺俞拔罐

将火罐扣在肺俞穴上，留罐15分钟，以局部皮肤有抽紧感为度。

### TIPS

虚证可食用黑色、紫色天然食物，如芝麻；实证可食用化痰类食物，如萝卜。

## 随证加穴

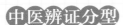

### 中医辨证分型

①肝胆火盛

突然耳鸣，耳聋时轻时重，每于郁怒之后耳鸣、耳聋突发加重，兼有耳胀，耳痛感，口苦咽干，头痛面赤。

②肾精不足

中年以后双耳听力逐渐下降，伴细声耳鸣、夜间加剧，失眠，头晕眼花。

### 肝胆火盛——太溪

将气罐吸附在太溪穴上，留罐15分钟，以皮肤有抽紧感为度。

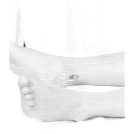

### 肾精不足——照海

将气罐吸附在照海穴上，留罐15分钟，以皮肤有胀感为度。

# 中风后遗症

扫二维码
看视频

中风是以突然口眼㖞斜，言语含糊不利，肢体出现运动障碍，半身不遂，不省人事为特征的一类疾病。中医认为本病多平素气血虚衰，在心、肝、肾三经阴阳失调的情况下，情志郁结、起居失宜所致。用拔罐疗法可疏通经脉，有效改善口眼㖞斜、偏瘫等症状。

## 基础拔罐手法

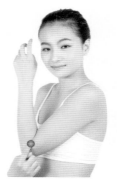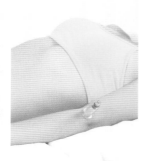

### 1 曲池拔罐

用拔罐器将气罐吸附在曲池穴上，留罐10～15分钟，以穴位处充血，并有少量瘀血被拔出为度。

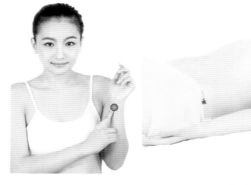

### 2 内关拔罐

用拔罐器将气罐吸附在内关穴上，留罐10～15分钟，以局部皮肤有抽紧感、泛红、充血为度。

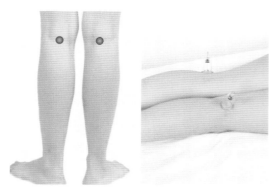

### 3 委中拔罐

将气罐吸附在委中穴上，留罐15分钟，以局部皮肤有酸胀痛感为佳。

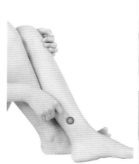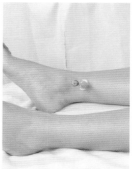

### 4 三阴交拔罐

用拔罐器将气罐吸附在三阴交穴上，留罐15分钟，以局部皮肤泛红、充血为度。

# 三叉神经痛

扫二维码
看视频

　　三叉神经痛是最常见的脑神经疾病，且患病部位右侧头面部多于左侧。主要特点是：发病骤发，骤停，伴有呈刀割样、烧灼样，顽固性、难以忍受的剧烈性疼痛，说话、洗脸、刷牙、微风拂面，甚至走路时都会导致阵发性剧烈疼痛。

## 基础拔罐手法

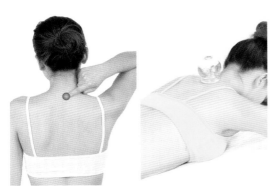

### 1 大椎拔罐

将火罐扣在大椎穴上，留罐10分钟，以被拔罐部位充血、发紫，并有少量瘀血被拔出为度。

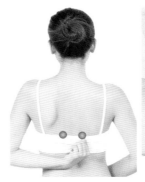
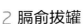

### 2 膈俞拔罐

将火罐扣在膈俞穴上，留罐10分钟，以被拔罐部位充血、发紫，并有少量瘀血被拔出为度。

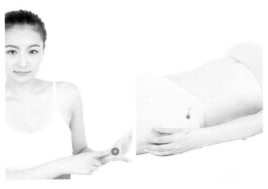

### 3 合谷拔罐

将气罐吸附在合谷穴上，留罐10分钟，以局部皮肤潮红为度。

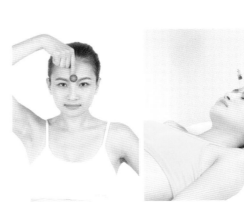

### 4 印堂拔罐

将气罐吸附在印堂穴上，留罐15分钟，以局部皮肤有抽紧感为度。

# 面神经麻痹

扫二维码
看视频

面神经麻痹也叫面瘫。临床主要表现为患侧面部肌肉瘫痪，眼裂大，眼睑不能闭合，流泪，鼻唇沟变浅，口角下垂，流涎，不能皱额蹙眉，额纹消失，鼓腮漏气，示齿困难，部分病人耳或乳突部有疼痛感。

## 基础拔罐手法

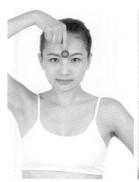
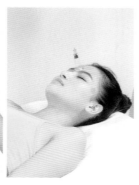
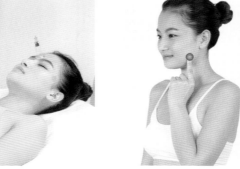
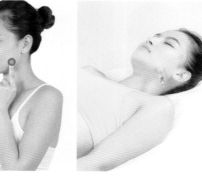

### 1 印堂拔罐

取适宜气罐，用拔罐器将气罐吸附在印堂穴上，留罐15分钟，以局部皮肤有抽紧感为度。

### 2 颊车拔罐

取适宜气罐，用拔罐器将气罐吸附在颊车穴上，留罐15分钟，以局部皮肤有抽紧感为度。

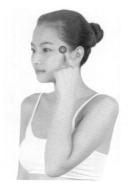
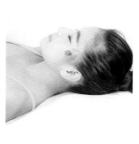
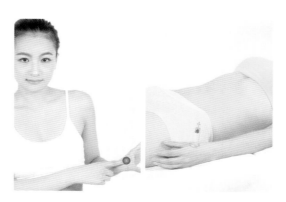

### 3 太阳拔罐

将气罐吸附在太阳穴上，留罐5分钟，以局部皮肤潮红为度。

### 4 合谷拔罐

将气罐吸附在合谷穴上，留罐10分钟，以局部皮肤潮红为度。

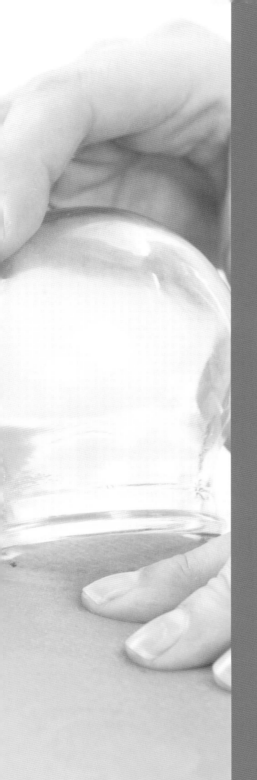

# PART 6

## 健骨舒筋通络，
## "拔"走颈肩腰腿痛

颈肩腰腿痛，生活中大多是无法避免的，虽然对生活并无很大的影响，但就是有办法折腾人，让人不舒服。它们多与风、寒、湿三因素相关，常相伴"作案"，而拔罐疗法就是它们的克星之一，它祛风散寒、除湿通络、活血化瘀，使经脉通，人无痛。

# 落枕

扫二维码
看视频

落枕多因睡觉时体位不当，造成颈部肌肉损伤，或颈部感受风寒，或外伤，致使经络不通，气血凝滞，筋脉拘急而成。临床主要表现为颈项部强直酸痛不适，不能转动自如，并向一侧歪斜，甚至疼痛牵引患侧肩背及上肢。中医治疗落枕的方法很多，推拿、针灸、热敷、拔罐等均有良好的效果。

## 基础拔罐手法

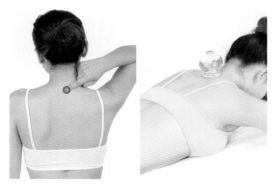

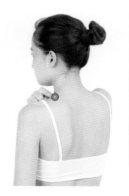

### 1 大椎拔罐

点燃棉球，伸入罐内马上取出，将火罐扣在大椎穴上，留罐10分钟，以局部皮肤泛红、充血为度。

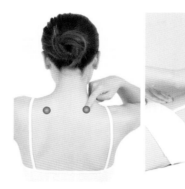

### 2 肩外俞拔罐

点燃棉球，伸入罐内马上取出，将火罐吸附在肩外俞穴上，留罐10分钟，以局部皮肤泛红、充血为度。

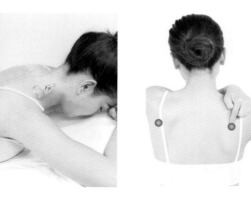

### 3 肩井拔罐

将气罐吸附在肩井穴上，留罐10分钟，以被拔罐部位充血，瘀血被拔出为度。

### 4 天宗拔罐

把火罐扣在天宗穴上，留罐10分钟，以局部皮肤泛红、充血为度。

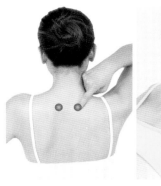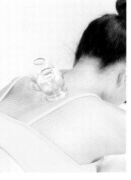

## 5 风门拔罐

将火罐扣在风门穴上，留罐15分钟，以局部皮肤潮红为度。

## 6 内关拔罐

将气罐吸附在内关穴上，留罐15分钟，以局部皮肤泛红、充血为度。

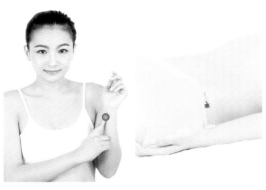

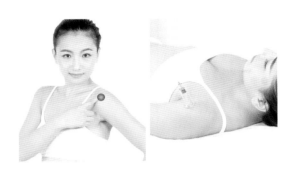

## 7 肩髃拔罐

用拔罐器将气罐拔取在肩髃穴上，留罐15~20分钟，局部皮肤泛红即可。

**TIPS**

睡觉时头部应注意避风，空调或风扇不要对着头吹。

## 随证加穴

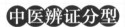

### 中医辨证分型

①风寒入络

睡眠时受寒，盛夏贪凉，使颈背部气血凝滞，经络痹阻，以致僵硬疼痛，动作不灵活。

②气滞血瘀

素体气滞血瘀，经脉不通，晨起后却感到项背部明显酸痛，颈部活动受限。

### 风寒入络——肺俞

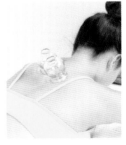

将火罐倒扣在肺俞穴上，留罐15分钟，皮肤有抽紧感即可。

### 气滞血瘀——膈俞

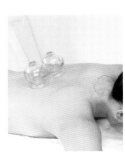

将火罐倒扣在膈俞穴上，留罐15分钟，以皮肤潮红为度。

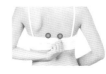

# 肩周炎

扫二维码
看视频

肩周炎是肩部关节囊和关节周围软组织的一种退行性、炎症性慢性疾患。主要临床表现为患肢肩关节疼痛，昼轻夜重，活动受限，日久肩关节肌肉可出现废用性萎缩。中医认为本病多由气血不足，营卫不固，风、寒、湿三邪侵袭肩部经络，致使经脉收引、气血运行不畅而成，或因外伤劳损、经脉滞涩所致。

## 基础拔罐手法

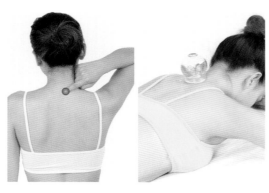

### 1 大椎拔罐

点燃棉球，伸入罐内马上取出，将火罐扣在大椎穴上，留罐10分钟，以局部皮肤泛红、充血为度。

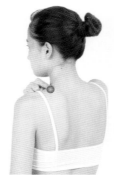

### 2 肩井拔罐

将气罐吸附在肩井穴上，留罐10分钟，以被拔罐部位充血、发紫，并有瘀血被拔出为度。

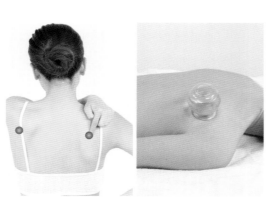

### 3 天宗拔罐

将火罐扣在天宗穴上，留罐10分钟，以局部皮肤有抽紧感为度。

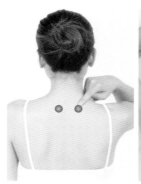
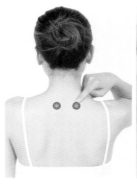

### 4 大杼拔罐

将火罐扣在大杼穴上，留罐10分钟，以局部皮肤泛红、充血为度。

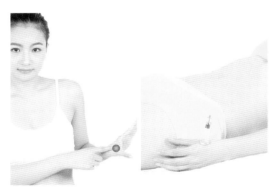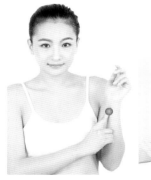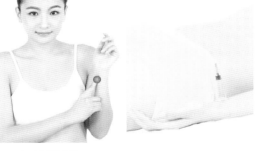

### 5 合谷拔罐

将气罐吸附在合谷穴上，留罐15分钟，以被拔罐部位充血，少量瘀血被拔出为度。

### 6 内关拔罐

将气罐吸附在内关穴上，留罐15分钟，以局部皮肤泛红、充血为度。

### 7 曲池拔罐

将气罐吸拔在曲池穴上，留罐15分钟，以局部皮肤充血为度。

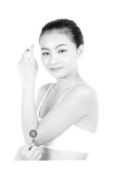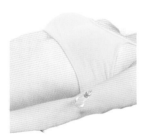

**TIPS**

本病的好发年龄在50岁左右，又称"五十肩"。女性发病率略高于男性。

## 随证加穴

### 中医辨证分型

①气滞血瘀
肩部疼痛剧烈，如针刺或刀割样跳痛，痛处不移，拒按，关节活动受限。

②风寒入络
肩部拘急疼痛，痛牵肩胛、背部、上臂及颈项，呈放射痛，压痛明显，得热痛减，夜晚疼痛加重。

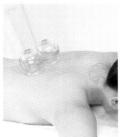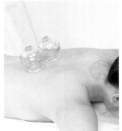

**气滞血瘀——膈俞**

将火罐扣在膈俞穴上，留罐约15分钟，以皮肤潮红为度。

**风寒入络——风门**

将火罐扣在风门穴上，留罐约15分钟，以皮肤潮红为度。

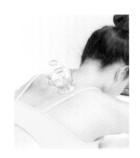

# 颈椎病

颈椎病多因颈椎骨、椎间盘及其周围纤维结构损坏，致使颈椎间隙变窄，关节囊松弛，内平衡失调所致。主要临床表现为头、颈、肩、臂、上胸及背部疼痛或麻木、酸沉、放射性痛，伴见头晕，无力，上肢及手指的感觉明显减退，部分患者有明显的肌肉萎缩。中医认为本病多因督脉受损、经络闭阻或气血不足所致。

## 基础拔罐手法

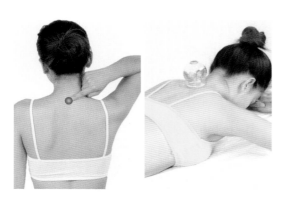

### 1 大椎拔罐

点燃棉球，伸入罐内马上取出，将火罐扣在大椎穴上，留罐10分钟，以局部皮肤泛红、充血为度。

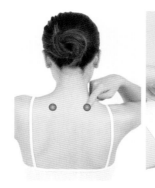

### 2 肩外俞拔罐

将火罐扣在肩外俞穴上，留罐10分钟，以被拔罐部位充血、发紫，并有少量瘀血被拔出为度。

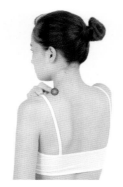
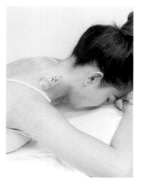

### 3 肩井拔罐

将气罐吸附在肩井穴上，留罐10分钟，以被拔罐部位充血，有少量瘀血被拔出为度。

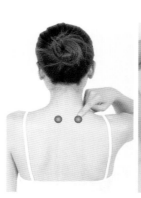
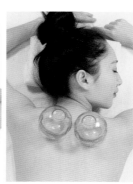

### 4 大杼拔罐

将火罐扣在大杼穴上，留罐10分钟，以局部皮肤泛红、充血为度。

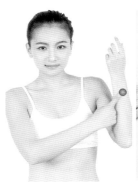
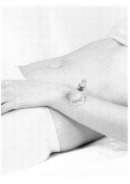
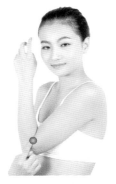

## 5 外关拔罐

将气罐吸附在外关穴上，留罐15分钟，以局部皮肤潮红为度。

## 6 曲池拔罐

将气罐吸拔在曲池穴上，留罐15分钟，以局部皮肤潮红为度。

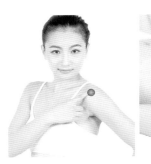
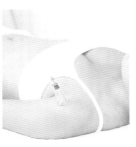

## 7 肩髃拔罐

用拔罐器将气罐拔取在肩髃穴上，留罐15～20分钟，以局部皮肤潮红为度。

### TIPS

长时间低头伏案工作导致颈椎病越来越年轻化，应注意劳逸结合。

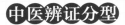

## 随证加穴

### 中医辨证分型

①寒湿阻络

头痛或后枕部疼痛，颈部僵硬，活动受限，一侧或两侧肩臂及手指酸胀痛麻。

②气血两虚

头晕眼花，视物模糊或视物眼睛疼痛，身软，神疲乏力，食欲减退，颈部酸痛，双肩疼痛。

### 寒湿阻络——阴陵泉

将气罐吸附在阴陵泉穴上，留罐15分钟，皮肤有抽紧感即可。

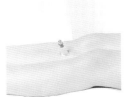

### 气血两虚——足三里

用拔罐器将气罐吸附在足三里穴上，留罐15分钟。

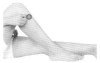

# 膝关节炎

膝关节炎是最常见的关节炎，是软骨退行性病变和关节边缘骨赘的慢性进行性退化性疾病，以软骨磨损为其主要因素，好发于体重偏重者和中老年人。前期可无明显的症状。其主要症状为膝关节深部疼痛、压痛，关节僵硬、麻木、屈伸不利，无法正常活动。

## 基础拔罐手法

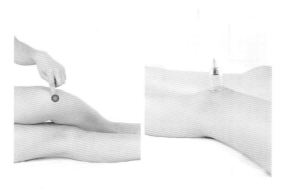

### 1 鹤顶拔罐

取适宜气罐，用拔罐器把气罐吸附在鹤顶穴上，留罐10分钟，以局部皮肤有抽紧感为度。

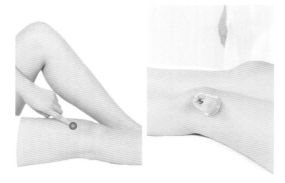

### 2 梁丘拔罐

取适宜气罐，用拔罐器把气罐吸附在梁丘穴上，留罐10分钟，以局部皮肤潮红、有抽紧感为度。

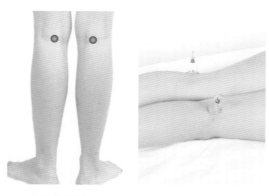

### 3 委中拔罐

将气罐吸附在委中穴上，留罐10分钟，以被拔罐部位充血为度。

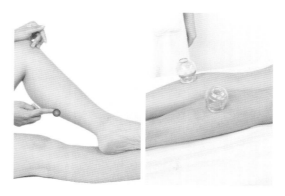

### 4 承山拔罐

取适中火罐，用闪火法将火罐扣在承山穴上，留罐10分钟。

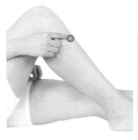
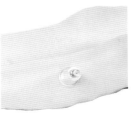

## 5 足三里拔罐

将气罐吸附在足三里穴上，留罐15分钟，以被拔罐部位充血，有少量瘀血被拔出为度。

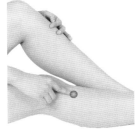
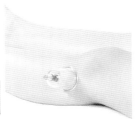

## 6 阳陵泉拔罐

用拔罐器将气罐吸附在阳陵泉穴上，留罐15分钟，皮肤有抽紧感即可。

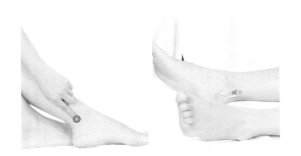

## 7 太溪拔罐

将气罐吸附在太溪穴上，留罐10分钟，以局部皮肤泛红、充血为度。

### TIPS

可通过保暖、热敷，肥胖者还可通过减轻体重来保养膝盖。

## 随证加穴

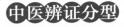

### 中医辨证分型

①肝血虚

膝关节疼痛，肢体麻木，手足震颤，伴见头昏眼花，视力减退，目涩，月经量少。

②风热湿痹

关节红肿疼痛、积液，屈伸不利，局部有灼热感，周身困乏无力，下肢沉重酸胀。

## 肝血虚——肝俞

将火罐扣在肝俞穴上，留罐约10分钟。

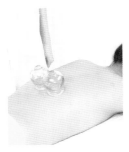

## 风热湿痹——曲池

用拔罐器将气罐吸拔在曲池穴上，留罐15分钟。

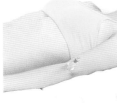

# 脚踝疼痛

扫二维码
看视频

脚踝疼痛是由于不适当的运动所产生的力量超出了脚踝的承受力，造成脚踝软组织损伤，出现了一定疼痛的症状。严重者可造成脚踝滑膜炎、创伤性关节炎等疾病。早期疼痛可以用毛巾包裹冰块敷在脚踝部进行冰敷。患者日常生活中不宜扛重物、过度劳累。

## 基础拔罐手法

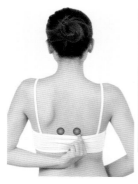
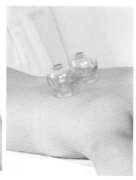

### 1 膈俞拔罐

将火罐扣在膈俞穴上，留罐10分钟，以被拔罐部位充血、发紫，并有少量瘀血被拔出为度。

### 2 承山拔罐

点燃棉球，伸入罐内马上取出，将火罐扣在承山穴上，留罐10分钟，以局部皮肤泛红、充血为度。

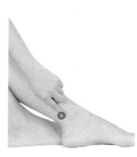
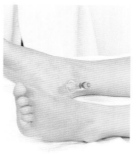
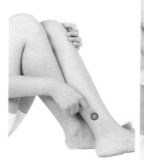
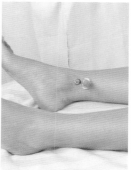
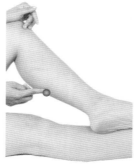
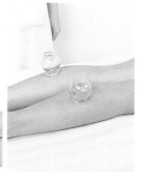

### 3 太溪拔罐

将气罐吸附在太溪穴上，留罐10分钟，以局部皮肤泛红、充血为度。

### 4 三阴交拔罐

用拔罐器将气罐吸附在三阴交穴上，留罐15分钟，以局部皮肤泛红、充血为度。

# 小腿抽筋

扫二维码
看视频

小腿抽筋又称肌肉痉挛，是肌肉自发性的强直性收缩现象。小腿肌肉痉挛是由于腓肠肌痉挛所引起，发作时会有酸胀或剧烈的疼痛。外界环境寒冷刺激、出汗过多、疲劳过度、睡眠不足、缺钙、睡眠姿势不好等因素都会引起小腿肌肉痉挛。

## 基础拔罐手法

▼

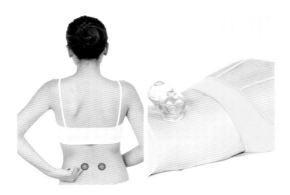

### 1 肾俞拔罐

点燃棉球，伸入罐内马上取出，将火罐扣在肾俞穴上，留罐10分钟，以局部皮肤潮红为度。

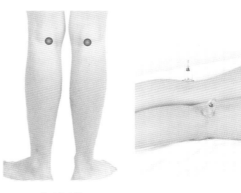

### 2 委中拔罐

取适宜气罐，用拔罐器将气罐吸附在委中穴上，留罐10分钟，以局部皮肤潮红、有抽紧感为度。

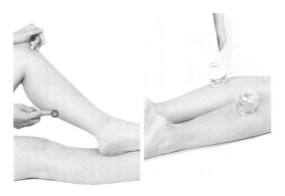

### 3 承山拔罐

将火罐扣在承山穴上，留罐10分钟，以局部皮肤泛红、充血为度。

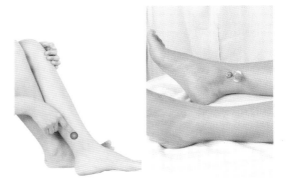

### 4 三阴交拔罐

用拔罐器将气罐吸附在三阴交穴上，留罐15分钟，以局部皮肤泛红、充血为度。

# 腰酸背痛

扫二维码
看视频

腰酸背痛是指脊柱骨和关节及其周围软组织等病损的一种症状，常用以形容劳累过度。日间劳累症状加重，休息后可减轻，日积月累，可遗留长期慢性腰背痛。中医认为本病多因感受寒湿、湿热、气滞血瘀、肾亏体虚或跌打损伤所致。

## 基础拔罐手法

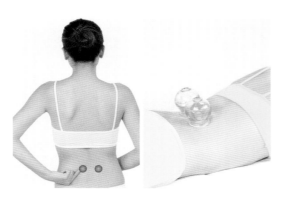

### 1 肾俞拔罐

点燃棉球，伸入罐内马上取出，将火罐扣在肾俞穴上，留罐10分钟，以局部皮肤潮红为度。

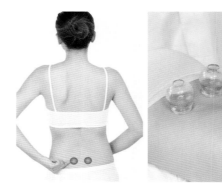

### 2 大肠俞拔罐

点燃棉球，伸入罐内马上取出，将火罐扣在大肠俞穴上，留罐10分钟，以局部皮肤泛红、充血为度。

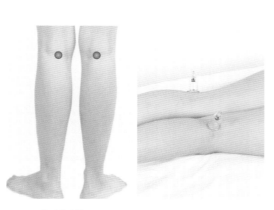

### 3 委中拔罐

将气罐吸附在委中穴上，留罐10分钟，以局部皮肤潮红为度。

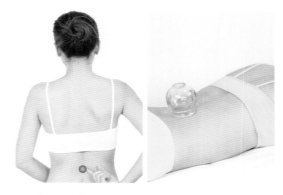

### 4 命门拔罐

将火罐扣在命门穴上，留罐15分钟，以局部皮肤泛红、充血为度。

# 腰肌劳损

腰肌劳损是指无明显外伤引起的腰部疼痛。中医认为，腰为肾之府，由于劳损于肾，或平素体虚，肾气虚弱，肾的精气不能充养筋骨、经络，故患部多为气血不畅或瘀血滞留于经络，血不荣筋，筋脉不舒，而致腰部痉挛疼痛。

## 基础拔罐手法

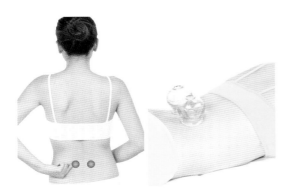

### 1 肾俞拔罐

点燃棉球，伸入罐内马上取出，将火罐扣在肾俞穴上，留罐10分钟，以局部皮肤潮红为度。

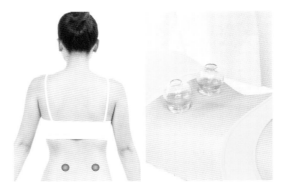

### 2 腰眼拔罐

将火罐扣在腰眼穴上，留罐10分钟，以被拔罐部位充血，有少量瘀血被拔出为度。

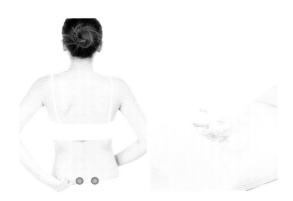

### 3 关元俞拔罐

将火罐扣在关元俞穴上，留罐10分钟，以局部皮肤潮红为度。

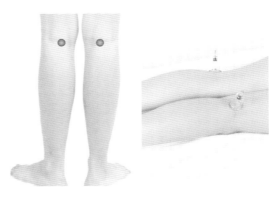

### 4 委中拔罐

将气罐吸附在委中穴上，留罐10分钟，以局部皮肤潮红为度。

# 腰椎间盘突出

扫二维码
看视频

腰椎间盘突出症是因椎间盘变性，纤维环破裂，髓核突出刺激或压迫神经根、马尾神经所表现的一种综合征。主要临床症状有：腰痛，可伴有臀部、下肢放射状疼痛。中医认为该病主要因肝肾亏损，外感风寒湿邪等所致。

## 基础拔罐手法

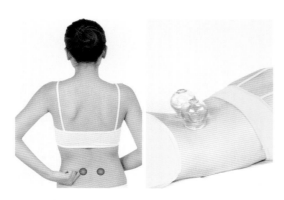

### 1 肾俞拔罐

点燃棉球，伸入罐内马上取出，将火罐扣在肾俞穴上，留罐10分钟，以局部皮肤潮红为度。

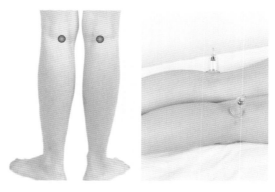

### 2 委中拔罐

取适宜气罐，用拔罐器将气罐吸附在委中穴上，留罐10分钟，以局部皮肤潮红、有抽紧感为度。

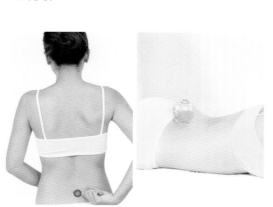

### 3 腰阳关拔罐

将火罐扣在腰阳关穴上，留罐10分钟，以被拔罐部位充血，有少量瘀血被拔出为度。

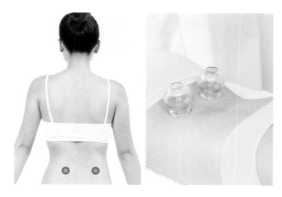

### 4 腰眼拔罐

将火罐扣在腰眼穴上，留罐10分钟，以被拔罐部位充血，有少量瘀血被拔出为度。

# 坐骨神经痛

扫二维码
看视频

　　坐骨神经痛指坐骨神经病变，沿坐骨神经通路即腰、臀部、大腿后、小腿后外侧和足外侧发生的疼痛症状群，呈烧灼样或刀刺样疼痛，夜间痛感加重。典型表现为一侧腰部、臀部疼痛，并向大腿后侧、小腿后外侧延展。

## 基础拔罐手法

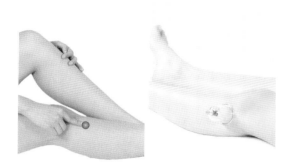

### 1 阳陵泉拔罐

取适宜气罐，用拔罐器将气罐吸拔在阳陵泉穴上，留罐10分钟，以局部皮肤有抽紧感为度。

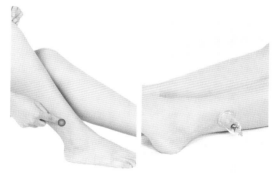

### 2 悬钟拔罐

取适宜气罐，用拔罐器将气罐吸拔在悬钟穴上，留罐10分钟，以局部皮肤有酸胀痛感为佳。

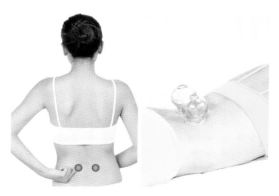

### 3 肾俞拔罐

将火罐扣在肾俞穴上，留罐15分钟，以被拔罐部位充血，有少量瘀血被拔出为度。

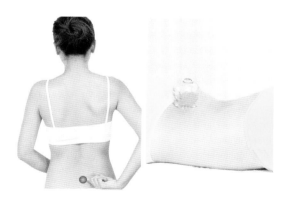

### 4 腰阳关拔罐

将火罐扣在腰阳关穴上，留罐10分钟，以被拔罐部位充血，有少量瘀血被拔出为度。

# 强直性脊柱炎

扫二维码
看视频

强直性脊柱炎是一种慢性炎性疾病，主要侵犯骶髂关节、脊柱骨突、脊柱旁软组织及外周关节，并可伴发关节外表现。早期可无明显症状，病情进展期会出现腰、背、颈、臀、髋部疼痛以及关节肿痛，夜间痛或晨僵明显，活动后缓解，严重者可发生脊柱畸形。

## 基础拔罐手法

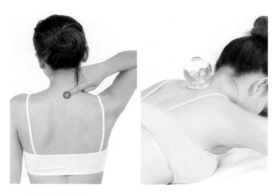

### 1 大椎拔罐

将火罐扣在大椎穴上，沿着夹脊穴、膀胱经依次来回走罐10分钟，以皮肤潮红、发热为度。

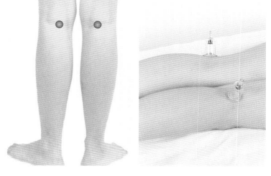

### 2 委中拔罐

取适中气罐，用拔罐器将气罐吸附在委中穴上，留罐10分钟，以局部皮肤潮红、有抽紧感为度。

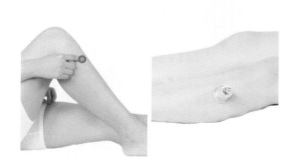

### 3 足三里拔罐

用拔罐器将气罐吸附在足三里穴上，留罐10分钟，以被拔罐部位充血为度。

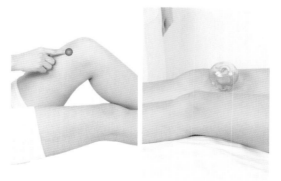

### 4 血海拔罐

将火罐扣在血海穴上，留罐10分钟，以局部皮肤泛红、充血为度。

# 风湿性关节炎

扫二维码
看视频

风湿性关节炎是一种急性或慢性结缔组织性炎症。多以急性发热及关节疼痛起病，好发于膝、踝、肩、肘、腕等大关节部位，以病变局部呈现红、肿、灼热，肌肉游走性酸楚、疼痛为特征。疼痛游走不定，部分病人也出现几个关节同时发病的情况。

## 基础拔罐手法

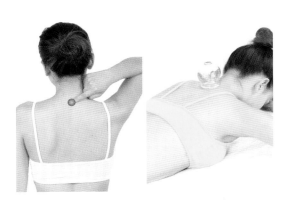

### 1 大椎拔罐

点燃棉球，伸入罐内马上取出，将火罐扣在大椎穴上，留罐10分钟，以局部皮肤泛红、充血为度。

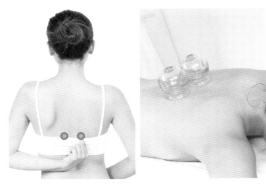

### 2 膈俞拔罐

将火罐扣在膈俞穴上，留罐10分钟，以被拔罐部位充血、发紫，并有少量瘀血被拔出为度。

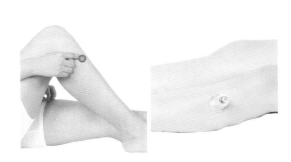

### 3 足三里拔罐

将气罐吸附在足三里穴上，留罐10分钟，以局部皮肤有酸胀痛感为佳。

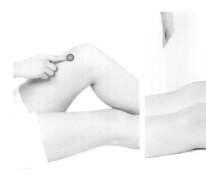

### 4 血海拔罐

将火罐扣在血海穴上，留罐10分钟，以局部皮肤泛红、充血为度。

# 网球肘

扫二维码
看视频

网球肘又称肱骨外上髁炎，指手肘外侧肌腱疼痛发炎，多见于泥瓦工、钳工、木工、网球运动员等从事单纯臂力收缩运动工作的人群。本病发病慢，其主要临床表现有肘关节外侧部疼痛、手臂无力、酸胀不适，如握物、拧毛巾、端水瓶等疼痛会加重，休息时无明显症状。部分患者在阴雨天疼痛加重。

## 基础拔罐手法

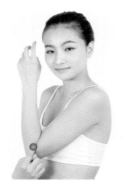
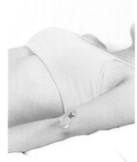

### 1 曲池拔罐

将气罐吸附在曲池穴上，留罐10分钟，以被拔罐部位充血、发紫，并有少量瘀血被拔出为度。

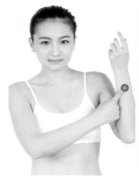
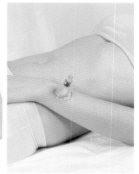

### 2 外关拔罐

取适宜气罐，用拔罐器将气罐吸附在外关穴上，留罐10分钟，以局部皮肤泛红、充血为度。

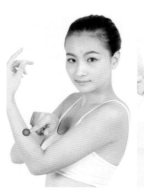
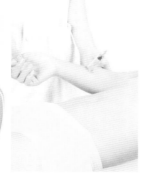

### 3 孔最拔罐

将气罐吸附在孔最穴上，留罐10分钟，以局部皮肤泛红、充血为度。

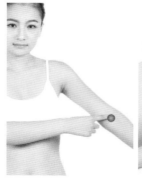
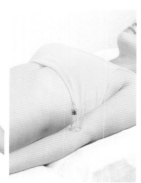

### 4 尺泽拔罐

将气罐吸附在尺泽穴上，留罐15分钟，以局部皮肤潮红为度。

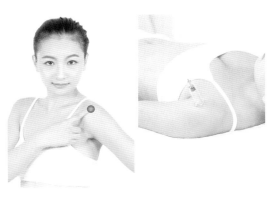

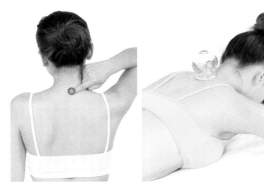

## 5 肩髃拔罐

取适宜气罐，用拔罐器将气罐拔取在肩髃穴上，留罐15～20分钟，以局部皮肤有抽紧感为度。

## 6 大椎拔罐

点燃棉球，伸入罐内马上取出，将火罐扣在大椎穴上，留罐10分钟，以局部皮肤泛红、充血为度。

# 随证加穴

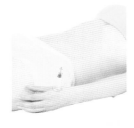

## 中医辨证分型

①风寒入络
肘关节酸痛不适，关节屈伸不利，局部皮色不红，触之不热，得热痛减，遇寒增剧，活动时疼痛加重。

②气滞血瘀
有过外伤史，肘部疼痛不适，多呈针刺样或刀割样疼痛，为固定痛，活动受限，关节屈伸不利，夜间疼痛加重。

③湿热痹痛
肘关节肿胀、积液，伴疼痛，肘部灼热，伴见头身困重，神疲乏力，脘腹胀满，大便不爽，小便短赤。

### 风寒入络——合谷

用拔罐器将气罐吸拔在合谷穴上，留罐15分钟。

### 气滞血瘀——内关

将气罐吸附在内关穴上，留罐15分钟，以皮肤充血为度。

### 湿热痹痛——手三里

将气罐吸附在手三里穴上，留罐10分钟，以皮肤泛红为度。

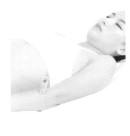

# 肌肉萎缩

扫二维码
看视频

肌肉萎缩是指横纹肌营养障碍，肌肉纤维变细甚至消失等导致的肌肉体积缩小病症。肌肉萎缩损害患者的肌肉纤维，会使患者出现肌源性萎缩、劳动能力下降、功能障碍等，易并发褥疮等症状，给患者生命构成极大的威胁。

## 基础拔罐手法

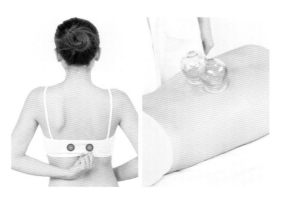

### 1 肝俞拔罐

将火罐扣在肝俞穴上，留罐10分钟，以被拔罐部位充血、发紫，并有少量瘀血被拔出为度。

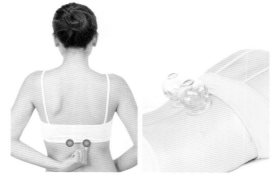

### 2 脾俞拔罐

将火罐扣在脾俞穴上，留罐10分钟，以被拔罐部位充血、发紫，并有少量瘀血被拔出为度。

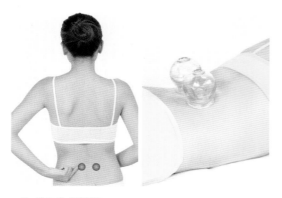

### 3 肾俞拔罐

将火罐扣在肾俞穴上，留罐10分钟，以局部皮肤潮红为度。

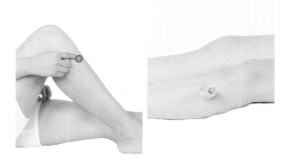

### 4 足三里拔罐

将气罐吸附在足三里穴上，留罐15分钟，以被拔罐部位充血，有少量瘀血拔出为度。

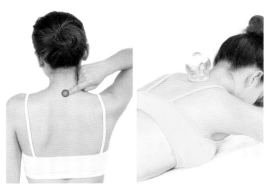
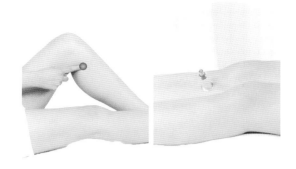

## 5 大椎拔罐

点燃棉球，伸入罐内马上取出，将火罐扣在大椎穴上，留罐10分钟，以局部皮肤泛红、充血为度。

## 6 阴陵泉拔罐

取适宜气罐，用拔罐器将气罐吸附在阴陵泉穴上，留罐15分钟，以局部皮肤有酸胀痛感为佳。

## 随证加穴

### 中医辨证分型

①脾胃虚弱

肢体软弱无力，肌肉枯萎消瘦，伴有神疲倦怠，食少便溏，面色虚浮无华。

②肝肾亏虚

下肢痿软无力，不能久立，腰脊酸软。一侧或两侧感觉障碍或痛觉消失。并伴有头昏眼花，耳鸣，遗精，遗尿或月经不调，舌红苔少，脉细数。

③血虚血瘀

四肢软弱无力，手足麻木不仁，面色无华或唇紫，舌下有瘀斑，四肢青筋暴露，脉迟涩无力。

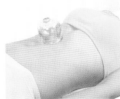

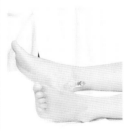

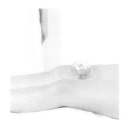

### 脾胃虚弱——中脘

将火罐迅速扣在中脘穴上，留罐10分钟，局部泛红即可。

### 肝肾亏虚——太溪

用拔罐器将气罐吸附在太溪穴上，留罐15分钟。

### 血虚血瘀——血海

将火罐迅速扣在血海穴上，留罐10分钟，局部泛红即可。

# 骨质疏松

扫二维码
看视频

　　骨质疏松是一种以低骨量和骨组织微结构破坏为特征，导致骨质脆性增加和易于骨折的全身性骨代谢性疾病。本病常见于老年人，但各年龄时期均可发病。原发性骨质疏松病因不明，可能与内分泌功能失常、营养障碍、遗传因素、免疫因素等有关。

## 基础拔罐手法

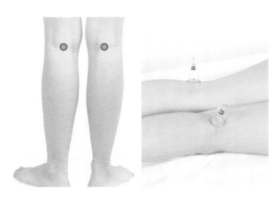

### 1 委中拔罐

取适宜气罐，用拔罐器将气罐吸附在委中穴上，留罐10分钟，以局部皮肤潮红、局部皮肤有抽紧感为度。

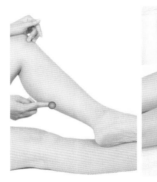

### 2 承山拔罐

棉球点燃后，伸入罐内马上抽出，取适中火罐，用闪火法将火罐扣在承山穴上，留罐10分钟，以局部皮肤潮红为度。

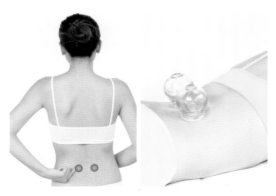

### 3 肾俞拔罐

将火罐扣在肾俞穴上，留罐15分钟，以被拔罐部位充血，有少量瘀血被拔出为度。

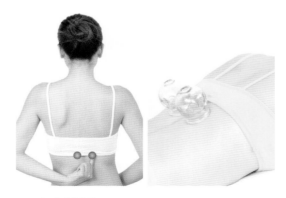

### 4 脾俞拔罐

将棉球点燃后，伸入罐内马上抽出，将火罐扣在脾俞穴上，留罐10分钟。

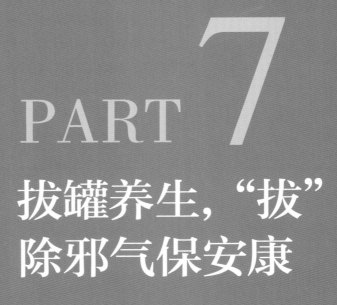

# PART 7

# 拔罐养生，"拔"除邪气保安康

拔罐能够调整阴阳平衡，阴阳平衡，则阴阳和，脏腑安，那么人就不容易生病。在生活中，除了通过食疗、运动锻炼来增强体质以外，我们还可以通过拔罐疗法来进行辅助养生保健。

# 健脾养胃

扫二维码
看视频

现代人由于工作繁忙，常常饮食不规律，导致各种胃部疾病的发作，出现胃胀痛、食欲差、便溏、疲倦乏力等症状。但很多人都不对此引起重视，但脾胃作为人的后天之本，是极其重要的。用基础拔罐手法刺激人体相关穴位可以行气活血，健脾养胃。

## 基础拔罐手法

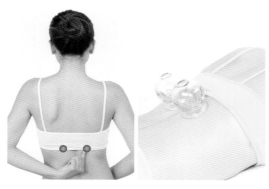

### 1 脾俞拔罐

将棉球点燃后，伸入罐内马上抽出，将火罐扣在脾俞穴上，留罐10分钟，以被拔罐部位充血，有少量瘀血被拔出为度。

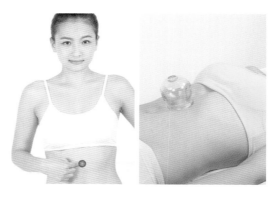

### 2 中脘拔罐

将棉球点燃后，伸入罐内马上抽出，将火罐扣在中脘穴上，留罐15分钟，以被拔罐部位充血，有少量瘀血被拔出为度。

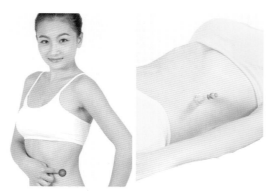

### 3 章门拔罐

将气罐吸拔在章门穴上，留罐15分钟，以局部皮肤泛红、充血为度。

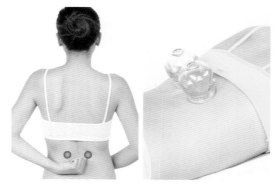

### 4 胃俞拔罐

将火罐扣在胃俞穴上，留罐15分钟，以局部皮肤有酸胀痛感为佳。

# 养心安神

扫二维码
看视频

睡好是一件很重要的事情，一个人睡眠质量不好，如入睡困难、睡眠表浅、多梦或醒后难以入睡等，会导致人的精神不足，注意力不佳，甚至精神恍惚等。研究表明：用拔罐疗法刺激人体某些穴位，可宁心安神，有助于睡眠。

## 基础拔罐手法

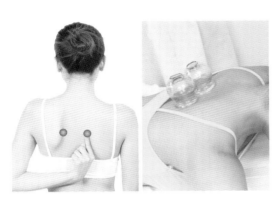

### 1 心俞拔罐

将棉球点燃后，伸入罐内马上抽出，将火罐扣在心俞穴上，留罐15分钟，以局部皮肤泛红、充血为度。

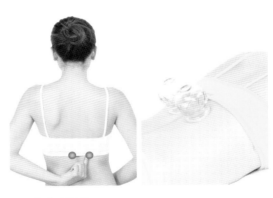

### 2 脾俞拔罐

将棉球点燃后，伸入罐内马上抽出，将火罐扣在脾俞穴上，留罐15分钟，以局部皮肤泛红、充血为宜。

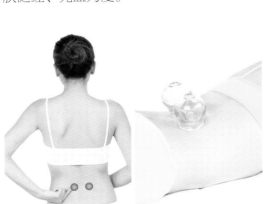

### 3 肾俞拔罐

将火罐扣在肾俞穴上，留罐15分钟，以被拔罐部位充血，有少量瘀血被拔出为度。

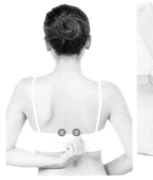
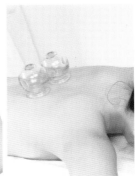

### 4 膈俞拔罐

将火罐扣在膈俞穴上，留罐15分钟，以局部皮肤泛红、充血为宜。

189

# 疏肝解郁

　　抑郁多因七情所伤，导致肝气郁结。而肝是人体的将军之官，它调节血液，指挥新陈代谢，承担着解毒和废物排泄的任务，同时保证人体血气通畅。研究表明：用拔罐疗法刺激相关穴位可以疏肝解郁、养肝护肝。

## 基础拔罐手法

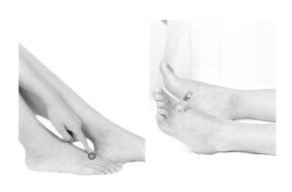

### 1 太冲拔罐
取适宜气罐，用拔罐器将气罐吸附在太冲穴上，留罐15分钟，以局部皮肤潮红、有抽紧感为度。

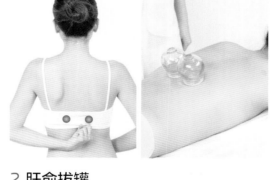

### 2 肝俞拔罐
将棉球点燃后，伸入罐内马上抽出，迅速将火罐扣在肝俞穴上，留罐10分钟，以局部皮肤潮红为度。

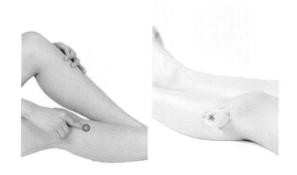

### 3 阳陵泉拔罐
用拔罐器将气罐吸附在阳陵泉穴上，留罐15分钟，以局部皮肤潮红为度。

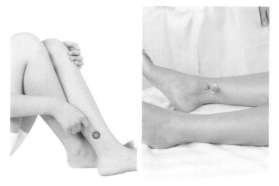

### 4 三阴交拔罐
用拔罐器将气罐吸附在三阴交穴上，留罐15分钟，以局部皮肤潮红为度。

# 宣肺理气

扫二维码
看视频

肺病是目前临床上比较常见的疾病之一，是在外感或内伤等因素影响下，造成肺脏功能失调和病理变化的病症，患者经常会有咳嗽、流涕、气喘等表现。研究表明：用拔罐疗法刺激相关穴位可以滋阴润肺、调理肺气，对于预防肺部疾病有很好的效果。

## 基础拔罐手法

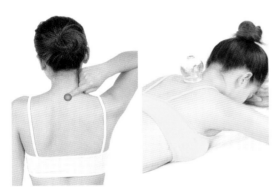

### 1 大椎拔罐

将棉球点燃后，伸入罐内马上抽出，将火罐扣在大椎穴上，留罐15分钟，以局部皮肤潮红为度。

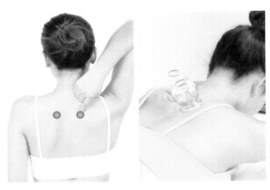

### 2 肺俞拔罐

将棉球点燃后，伸入罐内马上抽出，将火罐扣在肺俞穴上，留罐15分钟，以局部皮肤有抽紧感为度。

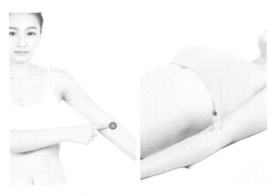

### 3 尺泽拔罐

将气罐吸附在尺泽穴上，留罐15分钟，以局部皮肤潮红为度。

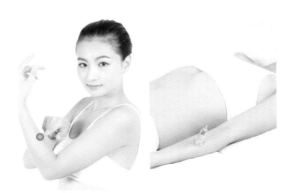

### 4 孔最拔罐

将气罐吸附在孔最穴上，留罐15分钟后取下，以局部皮肤潮红为度。

# 补肾强腰

扫二维码
看视频

大多数人会走进一个误区，补肾仅仅是男性的专利，女性不用补肾。但事实上，夜尿频多、失眠多梦、腰腿酸软、卵巢早衰等这些症状在女性当中也是较为多见的。研究表明：用拔罐疗法刺激相关穴位补充肾气，"肾气足"，则"百病除"。

## 基础拔罐手法

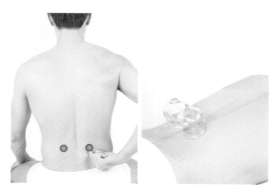

### 1 肾俞拔罐

点燃棉球后，伸入罐内旋转一圈马上抽出，将火罐扣在肾俞穴上，留罐15分钟，以局部皮肤有抽紧感为度。

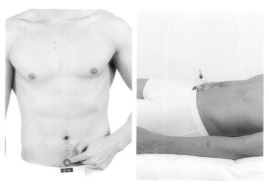

### 2 关元拔罐

取适宜气罐，用拔罐器将气罐扣在关元穴上，留罐15分钟，以局部皮肤泛红、充血为度。

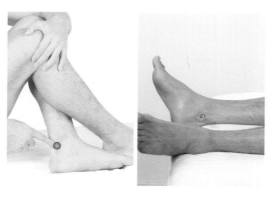

### 3 太溪拔罐

将气罐吸附在太溪穴上，留罐15分钟，以局部皮肤有抽紧感为度。

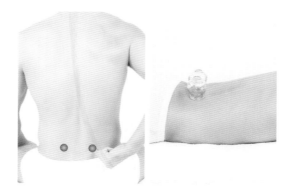

### 4 关元俞拔罐

将火罐扣在关元俞穴上，留罐15分钟，以局部皮肤泛红、充血为宜。

# 瘦身降脂

扫二维码
看视频

物质生活日益富足，使得现代人身体里面的能量摄入与能量消耗形成了严重的不平衡——"入"常常大于"出"，这也是导致很多人发胖的根本原因。研究表明，刺激相关穴位可以加速体内脂肪燃烧，促进新陈代谢，瘦身降脂。

## 基础拔罐手法

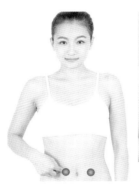

### 1 天枢拔罐

取适宜气罐，用拔罐器将气罐吸附在天枢穴上，留罐15分钟，以局部皮肤潮红、有抽紧感为度。

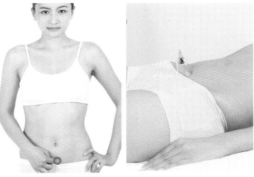

### 2 关元拔罐

取适宜气罐，用拔罐器将气罐吸附在关元穴上，留罐15分钟，以局部皮肤泛红、充血为度。

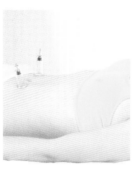
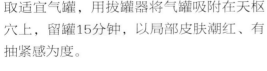
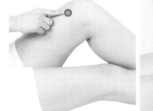

### 3 血海拔罐

将火罐扣在血海穴上，留罐15分钟，以局部皮肤有酸胀痛感为佳。

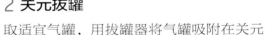
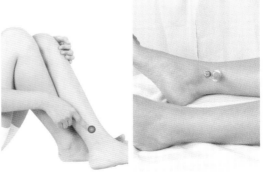
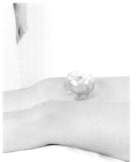

### 4 三阴交拔罐

用拔罐器将气罐吸附在三阴交穴上，留罐15分钟，以局部皮肤泛红、充血为度。

# 调经止带

扫二维码
看视频

女人每个月最心烦的事情大概就是亲戚来访的时候，伴见的不舒服总是让女性朋友们感到烦恼。尤其是当出现月经不调、白带增多等时，女性朋友更会烦不胜烦。研究表明：用拔罐疗法刺激相关穴位可以行气活血，有效地改善女性痛经、带下病等。

## 基础拔罐手法

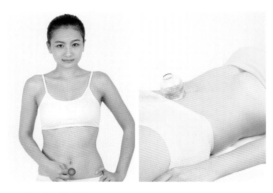

### 1 气海拔罐

将棉球点燃后，伸入罐内马上抽出，将火罐扣在气海穴上，留罐15分钟，以局部皮肤有酸胀痛感为佳。

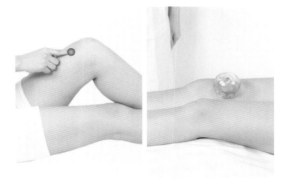

### 2 血海拔罐

将棉球点燃后，伸入罐内马上抽出，将火罐扣在血海穴上，留罐15分钟，以局部皮肤潮红为度。

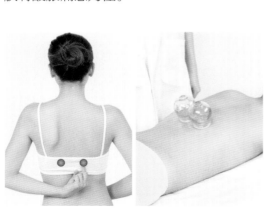

### 3 肝俞拔罐

将火罐扣在肝俞穴上，留罐15分钟，以局部皮肤潮红为度。

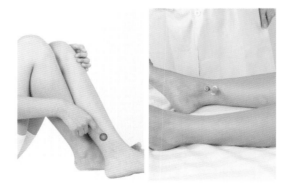

### 4 三阴交拔罐

用拔罐器将气罐吸附在三阴交穴上，留罐15分钟，以局部皮肤泛红、充血为度。

# 排毒通便

扫二维码
看视频

近年来，患便秘的中青年人呈明显上升趋势，大多由于工作压力大，不规律饮食，胃肠功能紊乱引起。便秘会导致毒素在体内堆积，长期便秘，会影响身体健康。研究表明，用拔罐疗法刺激相关穴位可以调理肠胃、行气活血、疏经活络，对防治便秘有良好的效果。

## 基础拔罐手法

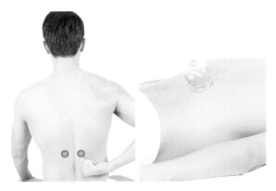

### 1 脾俞拔罐

将棉球点燃后，伸入罐内马上抽出，将火罐扣在脾俞穴上，留罐15分钟，以局部皮肤泛红、充血为宜。

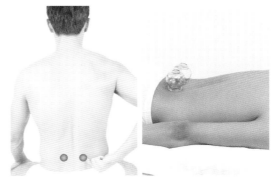

### 2 大肠俞拔罐

将棉球点燃后，伸入罐内马上抽出，将火罐扣在大肠俞穴上，留罐15分钟，以局部皮肤有酸胀痛感为度。

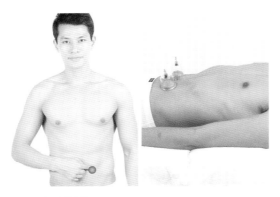

### 3 天枢拔罐

将气罐吸附在天枢穴上，留罐15分钟，以局部皮肤潮红为度。

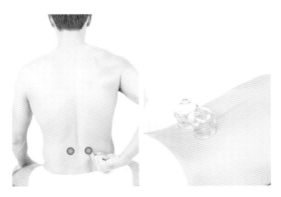

### 4 肾俞拔罐

将火罐扣在肾俞穴上，留罐15分钟，以局部皮肤有抽紧感为度。

# 益气养血

扫二维码
看视频

气血充足，则人面色红润，肌肤饱满丰盈，毛发润滑有光泽，精神饱满，感觉灵敏。若气血不足，皮肤容易粗糙，发暗，发黄，长斑等。研究表明：用拔罐疗法刺激相关穴位可以疏导经络，利于机体内气血的运行，互相辅助脏腑的功能，达到益气养血的效果。

## 基础拔罐手法

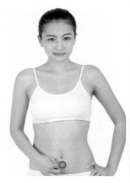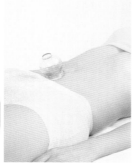

### 1 气海拔罐

将棉球点燃后，伸入罐内马上抽出，将火罐扣在气海穴上，留罐15分钟，以局部皮肤泛红、充血为度。

### 2 足三里拔罐

将气罐吸附在足三里穴上，留罐15分钟，以被拔罐部位充血、发紫，并有少量瘀血被拔出为度。

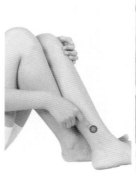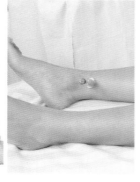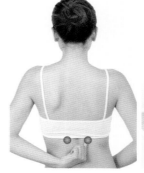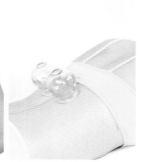

### 3 三阴交拔罐

用拔罐器将气罐吸附在三阴交穴上，留罐15分钟，以局部皮肤泛红、充血为度。

### 4 脾俞拔罐

将火罐扣在脾俞穴上，留罐15分钟，以局部皮肤泛红、充血为宜。

# 清热泻火

"上火"为民间俗语，又称"热气"，属于中医热证范畴。中医认为人体阴阳失衡，内火旺盛，即会上火。具体症状有眼睛红肿、口角糜烂、尿黄、牙痛、咽喉痛等。"上火"在干燥气候及连绵湿热天气时更易发生。这时我们就需要清热降火了。

## 基础拔罐手法

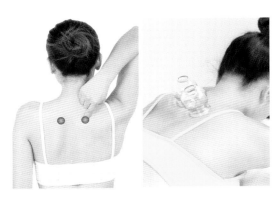

### 1 肺俞拔罐

将棉球点燃后，伸入罐内马上抽出，将火罐扣在肺俞穴上，留罐15分钟，以局部皮肤有抽紧感为度。

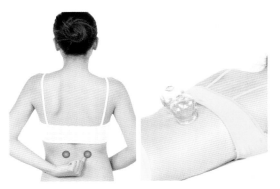

### 2 胃俞拔罐

将棉球点燃后，伸入罐内马上抽出，将火罐扣在胃俞穴上，留罐15分钟，以局部皮肤有酸胀痛感为佳。

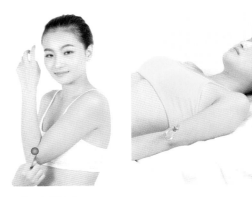

### 3 曲池拔罐

将气罐扣在曲池穴上，留罐15分钟，以局部皮肤泛红、充血为宜。

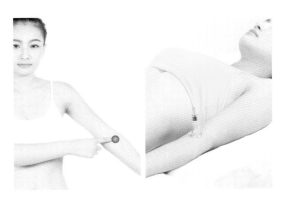

### 4 尺泽拔罐

将气罐扣在尺泽穴上，留罐15分钟，以局部皮肤泛红、充血为宜。

# 降压降糖

扫二维码
看视频

被称为"富贵病"的高血压病、高血糖病俨然已是当前人类致命的"头号杀手"。在中国的十大死亡原因中，与高血压、高血糖相关的死亡人数已占总死亡人数的27%。研究表明：用拔罐疗法刺激相关穴位，可以改善机体生理功能，使代谢系统恢复正常运作。

## 基础拔罐手法

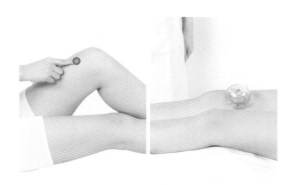

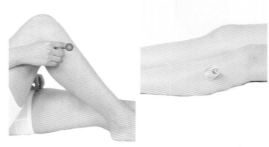

### 1 血海拔罐

将棉球点燃后，伸入罐内马上抽出，将火罐吸附在血海穴上，留罐15分钟，以局部皮肤潮红为度。

### 2 足三里拔罐

用拔罐器将气罐吸附在足三里穴上，留罐15分钟，以局部皮肤泛红、充血为度。

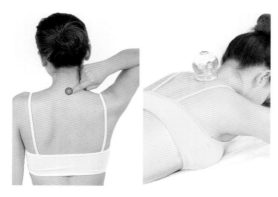

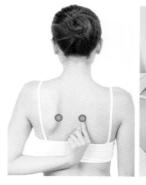

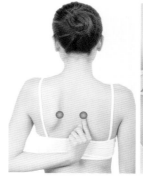

### 3 大椎拔罐

将火罐扣在大椎穴上，留罐15分钟，以局部皮肤潮红为度。

### 4 心俞拔罐

将火罐扣在心俞穴上，留罐15分钟，以局部皮肤泛红、充血为度。

# 消除疲劳

　　一般将疲劳分为以下几种：体力疲劳、脑力疲劳、病理疲劳、精神疲劳。人经常疲劳主要是因为身体营养不均衡，免疫力低下所致。研究表明：用拔罐疗法刺激相关穴位可以通调气血，焕发身体活力，促进机体的修复功能，达到消除疲劳的作用。

## 基础拔罐手法

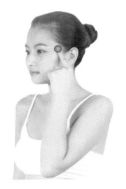 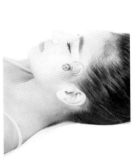

### 1 太阳拔罐

取适宜气罐，用拔罐器将气罐吸拔在太阳穴上，留罐15分钟，以局部皮肤泛红、充血为度。

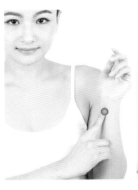 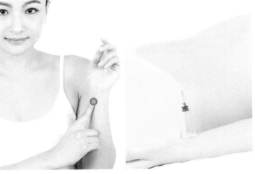

### 2 内关拔罐

取适宜气罐，用拔罐器将气罐吸附在内关穴上，留罐15分钟，以局部皮肤泛红、充血为度。

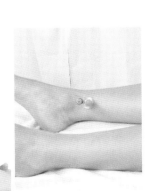

### 3 三阴交拔罐

用拔罐器将气罐吸附在三阴交穴上，留罐15分钟，以局部皮肤泛红、充血为度。

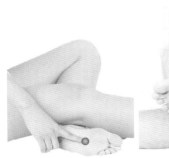 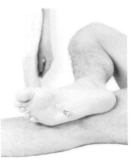

### 4 涌泉拔罐

用拔罐器将气罐吸附在涌泉穴上，留罐10～15分钟，以局部皮肤充血为度。

# 强身健体

扫二维码
看视频

人的机体会随着年龄逐渐老化，免疫功能开始衰减。人吃五谷杂粮，没有不生病的，而疾病和损伤的确是影响健康和长寿的重要因素。研究表明：刺激人体某些穴位可以调和脏腑，使气血宣通畅达，有效预防和治疗各种疾病，达到强身健体的效果。

## 基础拔罐手法

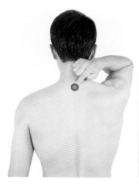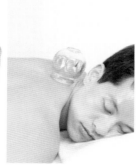

### 1 大椎拔罐

点燃棉球，伸入罐内马上取出，将火罐扣在大椎穴上，留罐15分钟，以局部皮肤潮红为度。

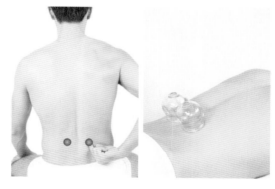

### 2 肾俞拔罐

点燃棉球，伸入罐内马上取出，将火罐扣在肾俞穴上，留罐15分钟，以局部皮肤有抽紧感为度。

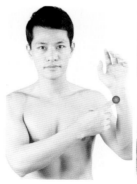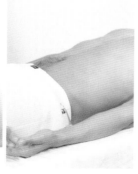

### 3 内关拔罐

将气罐吸附在内关穴上，留罐15分钟，以局部皮肤泛红、充血为度。

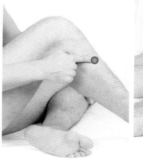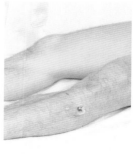

### 4 足三里拔罐

将气罐吸附在足三里穴上，留罐15分钟，以被拔罐部位充血，有少量瘀血被拔出为度。

# 延年益寿

扫二维码
看视频

寿命长短与多种因素有关，良好的行为和生活方式对人的寿命的影响远比基因、遗传要大得多。心态良好，适当参加运动，坚持合理健康的饮食方式，都可以帮助我们延年益寿。研究表明：刺激人体穴位可以促进人体新陈代谢，达到延年益寿的效果。

## 基础拔罐手法

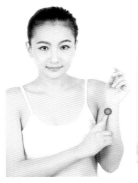
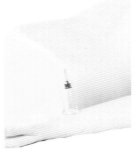

### 1 内关拔罐

取适宜气罐，用拔罐器将气罐吸附在内关穴上，留罐15分钟，以局部皮肤泛红、充血为度。

### 2 足三里拔罐

取适宜气罐，用拔罐器将气罐吸附在足三里穴上，留罐15分钟，以局部皮肤泛红、充血为度。

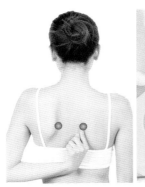
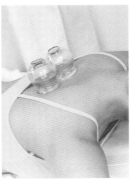
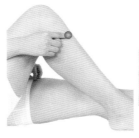
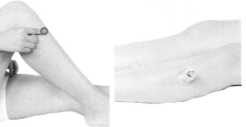
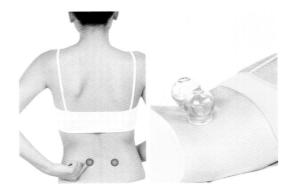

### 3 心俞拔罐

将火罐扣在心俞穴上，留罐15分钟，以局部皮肤泛红、充血为度。

### 4 肾俞拔罐

将火罐扣在肾俞穴上，留罐15分钟，以局部皮肤有抽紧感为度。

# 阳虚体质

扫二维码
看视频

阳虚体质者经常会腹泻，最明显的早上五六点钟腹泻。这是因为，阳虚没有火力，水谷转化不彻底，所以就会经常腹泻，最严重的情况是食物未经消化就排泄出来了。阳虚体质还常见头发稀疏、眼圈黑、口唇发暗、舌体胖大舌质淡、脉象沉细等症状。

## 基础拔罐手法

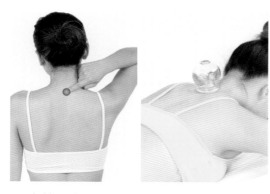

### 1 大椎拔罐

点燃棉球，伸入罐内马上取出，将火罐扣在大椎穴上，留罐15分钟，以局部皮肤潮红为度。

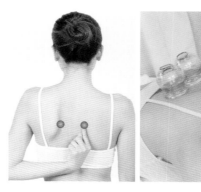

### 2 心俞拔罐

点燃棉球，伸入罐内马上取出，将火罐扣在心俞穴上，留罐15分钟，以局部皮肤泛红、充血为度。

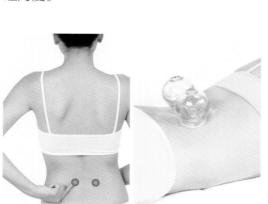

### 3 肾俞拔罐

将火罐扣在肾俞穴上，留罐15分钟，以局部皮肤有抽紧感为度。

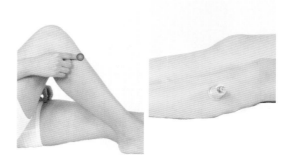

### 4 足三里拔罐

将气罐吸附在足三里穴上，留罐15分钟，以局部皮肤泛红、充血为度。

# 阴虚体质

扫二维码
看视频

阴虚体质的实质是身体的阴液不足。阴虚内热反映为胃火旺，能吃能喝，却怎么也不会胖，虽然看起来瘦瘦的，但是形体往往紧凑精悍，肌肉松弛。

## 基础拔罐手法

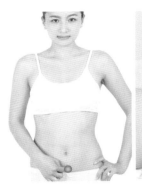
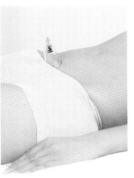

### 1 关元拔罐

取适宜气罐，用拔罐器将气罐扣在关元穴上，留罐15分钟，以局部皮肤泛红、充血为度。

### 2 足三里拔罐

取适宜气罐用拔罐器将气罐吸附在足三里穴上，留罐15分钟，以局部皮肤泛红、充血为度。

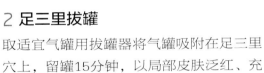
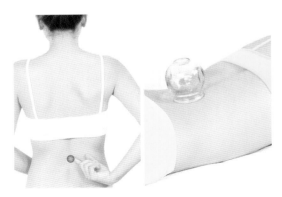
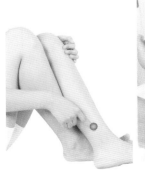
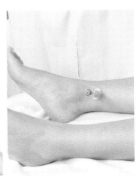

### 3 命门拔罐

将火罐扣在命门穴上，留罐15分钟，以局部皮肤泛红、充血为度。

### 4 三阴交拔罐

用拔罐器将气罐吸附在三阴交穴上，留罐15分钟，以局部皮肤泛红、充血为度。

# 气虚体质

扫二维码
看视频

气虚体质的人对环境的适应能力差，遇到气候变化，季节转换很容易感冒，冬天怕冷，夏天怕热。肺气虚主要表现为容易感冒，发热；脾气虚主要表现为胃口不好，饭量小，腹胀，大便困难，容易疲乏；肾气虚主要表现为腰膝酸软，小便清长，夜尿频多。

## 基础拔罐手法

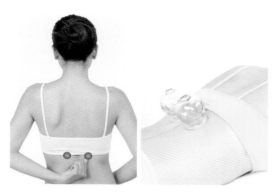

### 1 脾俞拔罐

点燃棉球，伸入罐内马上取出，将火罐扣在脾俞穴上，留罐15分钟，以局部皮肤泛红、充血为宜。

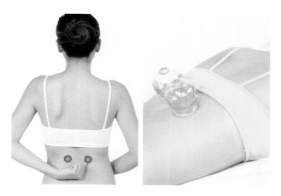

### 2 胃俞拔罐

点燃棉球，伸入罐内马上取出，将火罐扣在胃俞穴上，留罐15分钟，以局部皮肤有酸胀痛感为佳。

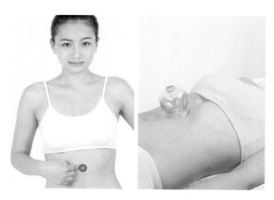

### 3 中脘拔罐

将火罐扣在中脘穴上，留罐15分钟，以被拔罐部位充血，有少量瘀血被拔出为度。

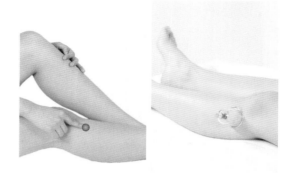

### 4 阳陵泉拔罐

用拔罐器将气罐吸附在阳陵泉穴上，留罐15分钟，以局部皮肤泛红、充血为度。

# 痰湿体质

扫二维码
看视频

痰湿体质的人多数容易发胖，而且不喜欢喝水，常常表现为舌体胖大、舌苔偏厚，女性常见的还有经迟、经少、闭经等症状。形体动作、情绪反应、说话速度显得缓慢迟钝，甚至连眨眼都比别人慢，经常胸闷、头昏脑涨、头重、嗜睡，身体沉重，惰性较大。

## 基础拔罐手法

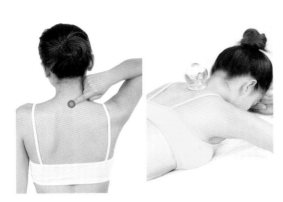

### 1 大椎拔罐

点燃棉球，伸入罐内马上取出，将火罐扣在大椎穴上，留罐15分钟，以局部皮肤潮红为度。

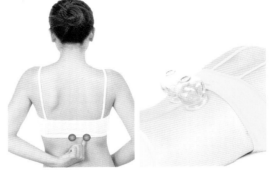

### 2 脾俞拔罐

点燃棉球，伸入罐内马上取出，将火罐扣在脾俞穴上，留罐15分钟，以局部皮肤泛红、充血为宜。

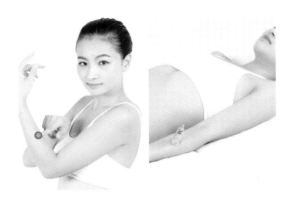

### 3 孔最拔罐

将气罐吸附在孔最穴上，留罐15分钟，以局部皮肤泛红、充血为度。

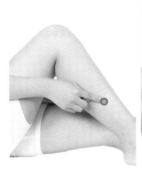
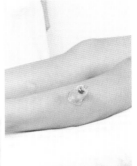

### 4 丰隆拔罐

将气罐吸附在丰隆穴上，留罐15分钟，以局部皮肤泛红、充血为度。

# 血瘀体质

扫二维码
看视频

血瘀体质表现为全身性的血液流通不畅，多见形体消瘦，皮肤干燥。血瘀体质者很难见到白白净净、清清爽爽的面容，经常表情抑郁、呆板，面部肌肉不灵活，容易健忘，记忆力下降。而且因为肝气不舒，经常心烦易怒。

## 基础拔罐手法

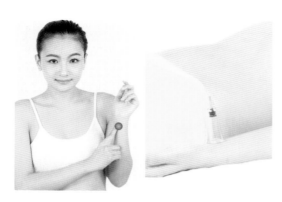

### 1 内关拔罐

取适宜气罐，用拔罐器将气罐吸附在内关穴上，留罐15分钟，以局部皮肤泛红、充血为度。

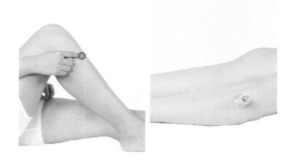

### 2 足三里拔罐

取适宜气罐，用拔罐器将气罐吸附在足三里穴上，留罐15分钟，以局部皮肤泛红、充血为度。

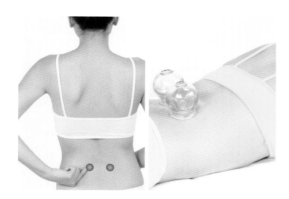

### 3 肾俞拔罐

将火罐扣在肾俞穴上，留罐15分钟，以局部皮肤有抽紧感为度。

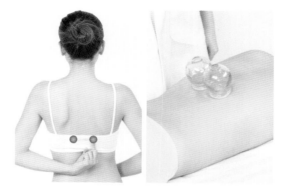

### 4 肝俞拔罐

将火罐扣在肝俞穴上，留罐15分钟，以局部皮肤潮红为度。

# 气郁体质

中医认为，气郁，即气机郁结，多因肝气郁结，情志不畅，忧郁烦闷，心情不畅所致。气郁体质者平素性情多急躁易怒，或郁郁寡欢，一旦生病则胸胁胀痛，胃脘胀痛，泛吐酸水，呃逆嗳气，体内之气逆行，头晕目眩。

## 基础拔罐手法

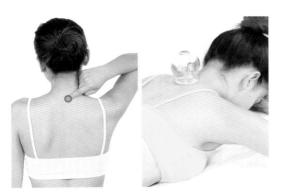

### 1 大椎拔罐

将火罐扣在大椎穴上，留罐10～15分钟，以被拔罐部位充血、色发红为度。

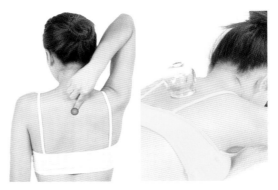

### 2 身柱拔罐

将火罐扣在身柱穴上，留罐15分钟，以被拔罐部位充血、色暗红为度。

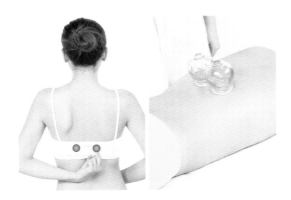

### 3 肝俞拔罐

将火罐扣在肝俞穴上，留罐10分钟，以被拔部位充血为度。

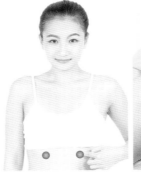

### 4 期门拔罐

用拔罐器将气罐吸附在期门穴上，留罐10～15分钟，以局部皮肤充血为度。

# 湿热体质

扫二维码
看视频

湿热体质者一般头身困重，肢体沉重，发热多在午后，且不因出汗而减轻。通常所说的湿热多以脾胃、肝胆、大肠、膀胱为主，特别是脾胃的湿热，可见脘闷腹满，恶心厌食，拉稀，尿短赤，舌质偏红，苔黄腻，脉濡数。且易患黄疸、火热症、痈疮等病症。

## 基础拔罐手法

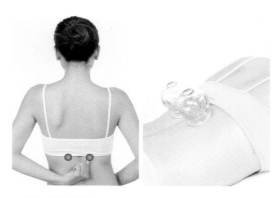

### 1 脾俞拔罐

点燃棉球，伸入罐内马上取出，将火罐扣在脾俞穴上，留罐15分钟，以局部皮肤泛红、充血为宜。

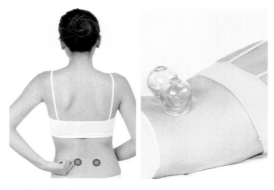

### 2 肾俞拔罐

点燃棉球，伸入罐内马上取出，将火罐扣在肾俞穴上，留罐15分钟，以局部皮肤有抽紧感为度。

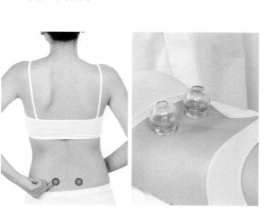

### 3 大肠俞拔罐

将火罐扣在大肠俞穴上，留罐15分钟，以局部皮肤充血，发红为度。

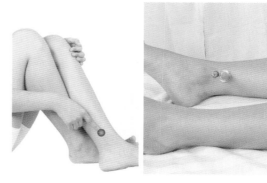

### 4 三阴交拔罐

用拔罐器将气罐吸附在三阴交穴上，留罐15分钟，以局部皮肤泛红、充血为度。